AF502084

CONSIDÉRATIONS GÉNÉRALES

SUR L'HISTOIRE

DE LA MÉDECINE,

ET SUR

LE TRAITEMENT DES MALADIES CHRONIQUES

ET DES MALADIES NERVEUSES.

PARIS. — IMPRIMERIE ET FONDERIE DE RIGNOUX,
rue des Francs-Bourgeois-Saint-Michel, 8.

CONSIDÉRATIONS GÉNÉRALES

SUR L'HISTOIRE

DE LA MÉDECINE,

ET SUR LE TRAITEMENT

DES MALADIES CHRONIQUES

ET DES

MALADIES NERVEUSES.

Par le Dr PINEL DE GOLLEVILLE.

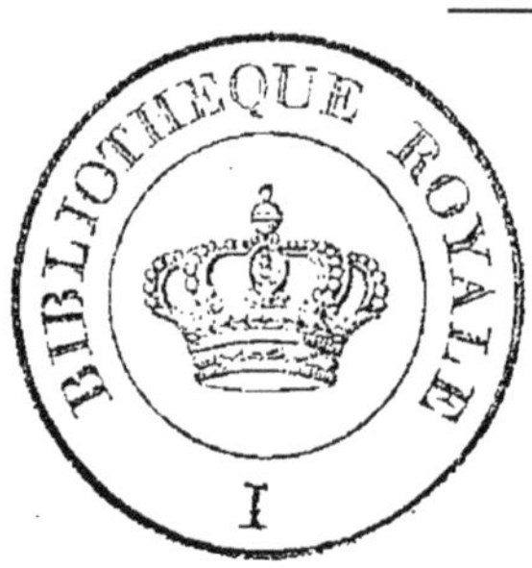

PARIS.

JUST ROUVIER, ÉDITEUR,

RUE DE L'ÉCOLE-DE-MÉDECINE, 8.

1842

CONSIDÉRATIONS GÉNÉRALES

SUR L'HISTOIRE

DE LA MÉDECINE,

ET SUR LE TRAITEMENT

DES MALADIES CHRONIQUES

ET DES MALADIES NERVEUSES.

La connaissance des maladies chroniques, et particulièrement celle des affections nerveuses, est, sans contredit, l'une des plus difficiles et des plus importantes à acquérir. Aussi pénibles que longues et variées dans leur forme, aussi funestes dans leurs conséquences que rebelles aux moyens qu'on leur oppose, elles méritent au plus haut degré de fixer l'attention de ceux qui se vouent au soulagement de l'humanité. Pénétré de bonne heure de toute leur importance, j'ai résolu de consacrer mon temps et mes efforts à leur étude. Depuis quelques siècles particulièrement, ces maladies ont pris un accroissement extraordinaire, et se sont étendues à toutes les classes de la société. Frappé du petit nombre de guérisons obtenues, j'ai recherché la cause de tant d'insuccès : il m'a paru qu'on pouvait les attribuer principalement à l'oubli de la thérapeutique, et à la négligence avec laquelle on s'occupe, en général, de ces maladies. L'étude sérieuse et attentive de leur nature et de leurs causes m'a convaincu que l'impuissance de la médecine n'était point réelle, et qu'une connaissance plus approfondie de tous les agents médicinaux pouvait lui donner cette certitude admirable qu'elle a acquise dans le traitement de plusieurs autres affections. Quelques succès inespérés, et l'observation scrupuleuse de guérisons obtenues dans des maladies réputées incurables, ont affermi mes croyances, et m'ont fait comprendre tout le pouvoir de la médecine, lorsqu'on sait sagement interpréter ses lois. Chaque pas dans ma carrière m'a fourni des preuves nouvelles, et si toutes mes tentatives n'ont pas eu un succès complet, du moins elles sont devenues la source d'indications précieuses, et m'ont permis d'entrevoir tout ce qu'on peut attendre de notre art, pour le traitement de ces deux grandes classes de maladies.

J'avais résolu de consigner toutes mes observations dans un ouvrage complet sur les maladies chroniques et sur les maladies nerveuses; mais un travail de cette nature réclame de bien longues et de bien laborieuses années d'études, et le temps ne m'a pas encore permis de recueillir tous les matériaux qui me paraissent nécessaires. En attendant qu'il me soit possible de terminer cet ouvrage, j'ai cru utile de faire connaître les principaux obstacles qui me semblent s'être opposés jusqu'ici aux succès de la médecine pratique. Heureux si je parviens à détruire quelques-unes des erreurs qui règnent si généralement sur la nature de ces maladies, et à faire apprécier toute la puissance de notre art pour leur traitement; heureux, enfin, si mes paroles peuvent rendre le courage et l'espérance à ceux qui en sont atteints!

Examinons donc en quoi consiste la médication des maladies chroniques, et celle des maladies nerveuses; essayons aussi de bien comprendre les causes qui ont entravé les progrès de la thérapeutique. Mais avant d'entrer dans ces détails, jetons un coup d'œil rapide sur l'art de guérir, et les phases principales qu'il a parcoures depuis les siècles les plus reculés jusqu'à nos jours. La connaissance de cette marche nous révélera bien des faits importants, et nous permettra de mieux établir les bases véritables sur lesquelles la médecine pratique doit reposer.

L'art de guérir se perd dans la nuit des temps: les documents historiques que nous possédons sur les sociétés naissantes nous montrent la médecine pratiquée d'abord par les rois, les poëtes et les héros, qui trouvaient, en l'exerçant, les moyens d'augmenter leur puissance. Nous voyons ensuite les prêtres, placés à la tête des peuples par leurs lumières et leur crédit, devenir les seuls possesseurs de cette science. Mais si l'histoire de la thérapeutique ne sort véritablement du chaos que chez les Grecs, en tout véritables précepteurs du genre humain, c'est une grande erreur de ne la faire commencer qu'à Hippocrate. Avant lui, la Grèce avait déjà compté un grand nombre de médecins célèbres, parmi lesquels on peut distinguer Héraclite, Démocrite, Apollonides, et particulièrement Esculape, qui l'avait précédé de 800 ans.

Les ouvrages d'Hippocrate, et les immenses connaissances qu'ils supposent, prouvent certainement plus que tous les faits, si obscurs à cette époque de l'histoire : le génie, quelque grand qu'il soit, ne saurait improviser la science, et la porter de prime abord à un point aussi élevé que l'a fait cet immortel vieillard. D'ailleurs, ne confirme-t-il pas lui-même l'ancienneté de la médecine par cette maxime célèbre, qu'il met en tête de presque tous ses ouvrages : *Ars longa, vita brevis?*

Les livres saints offrent un grand nombre de témoignages en faveur de la haute antiquité de la médecine. Dans le ch. 50 de la *Genèse*, Joseph ordonne aux médecins égyptiens d'embaumer le corps de son père Jacob ; dans l'*Exode*, Moïse dit que si deux hommes se battent, et qu'il y en ait un de blessé, l'agresseur rendra à celui-ci tout ce qu'il lui en aura coûté pour se faire guérir (1). Mais l'*Ecclésiaste* renferme un passage qui suffit bien à lui seul pour prouver l'existence de la médecine.

« La médecine vient de Dieu, et elle mérite d'être comblée des présents des rois.

« La science du médecin l'élèvera en honneur, et lui attirera l'éloge des grands.

« C'est le Très-Haut qui a fait naître du sein de la terre tous les remèdes, et l'homme sage n'aura point d'éloignement pour cet art.

« Dieu a fait connaître aux hommes la vertu des plantes ; le Très-Haut leur en a donné la science, afin qu'ils l'honorassent dans ses merveilles.

« Offrez à Dieu des victimes pures et parfaites, et appelez le médecin.

« Car c'est le Seigneur qui l'a créé ; qu'il ne vous quitte pas, car son art vous est nécessaire » (2).

La médecine était en grand honneur chez les

---

(1) *Exode*, c. 22, v. 19.

(2) *Ecclésiaste*, c. 38.

anciens ; des autels furent élevés par les Grecs aux hommes qui se consacraient au soulagement de leurs semblables. Les descendants d'Esculape bâtirent en son honneur des temples dans lesquels l'art de guérir fut exercé jusqu'à Solon. Ce grand législateur inspira le goût de la philosophie générale ; bientôt elle embrassa l'étude de l'homme. A l'époque où Solon fit briller son génie et ses éclatantes vertus, des changements importants s'opérèrent dans la médecine ; les prêtres d'Esculape perdirent alors le privilége de l'exercer d'une manière exclusive, et l'établissement des gymnases favorisa une révolution qu'avaient préparée les progrès des arts, et la diffusion des lumières.

Jusque-là, néanmoins, la thérapeutique n'avait été qu'un empirisme grossier. A la vérité, quelques médecins avaient déjà considéré l'expérience et l'observation comme les seules bases de l'art de guérir ; mais leurs travaux n'étaient, pour ainsi dire, que des rayons épars ; ils présageaient un beau jour, qui se leva sous le règne brillant de Périclès.

Hippocrate, l'un des plus grands génies de l'antique Grèce, saisissant d'une main puissante tous les matériaux préparés par ses illustres devanciers, éleva ce gigantesque monument, qui, comme un soleil placé au milieu des âges, projeta de vives lumières sur les siècles qui l'avaient précédé, et répandit sur ceux qui suivirent des clartés à la lueur desquelles doivent marcher tous ceux qui aspirent à l'art difficile de guérir. Souvent obscurcies par les systèmes, qui ont toujours envahi la médecine, perdues insensiblement dans les ténèbres du moyen âge, ces lumières se sont rallumées dans les temps modernes, et ont brillé d'un éclat nouveau.

Réunissant tous les faits de sa longue pratique à ceux que la science possédait déjà, Hippocrate sépara la médecine de la philosophie générale, et montra que l'observation est la seule route qui conduise à la vérité. Mais si le monument de la science n'est pas sorti achevé de ses mains, n'est-ce pas assez qu'il en ait posé les fondements inébranlables? Lorsqu'on mesure l'étendue de ses travaux aux moyens qu'il avait à sa disposition, l'esprit reste confondu, et l'on n'a que des paroles d'admiration pour celui qui sut élever un aussi magnifique édifice avec des matériaux si rares et si mal préparés. L'anatomie et la physiologie, regardées de nos jours comme des bases indispensables, n'existaient pas encore, et Hippocrate crée une *diététique* à laquelle deux mille ans de progrès n'ont pu rien ajouter!

En s'appuyant sur l'expérience pour établir les dogmes essentiels de la médecine clinique, Hippocrate nous a tracé la route à suivre, et l'éclat dont la médecine brilla de son temps témoigne assez des progrès que la science peut faire, quand l'homme se laisse conduire par le flambeau toujours sûr de l'observation raisonnée.

Écoutons Hippocrate développer ses principes sur l'origine de nos idées, et sur la manière dont nous devons procéder à la recherche de la vérité: « Il faut tirer, dit-il, toutes les règles de la médecine pratique, non d'une suite de conséquences, quelque probables qu'elles puissent être, mais de l'expérience dirigée par le raisonnement... Celui-ci ne doit être fondé que sur les phénomènes, et il doit s'en étayer dans toute son étendue. La nature a plusieurs causes cachées des changements qu'elle nous offre; les phénomènes sensibles manifestent ces causes, auxquelles ils sont enchaînés par les liens de la nécessité. C'est par cette voie seulement que l'esprit s'élève à la vérité, tandis que toutes les fois que les raisonnements ne sont pas un enchaînement de sensations, mais seulement une suite de suppositions vraisemblables, on tombe dans des jugements d'une fâcheuse conséquence. Ceux qui exercent la médecine d'après de tels principes en doivent être punis par de mauvais succès. »

La doctrine hippocratique repose sur une philosophie d'une simplicité et d'une fécondité admirables. Fondée sur l'examen des faits et leur analogie pratique, elle nous montre les rapports qui doivent exister entre les sensations matérielles et les idées les plus abstraites, entre les lois générales et les faits particuliers. Etabli sur l'heureuse alliance du raisonnement et de l'observation, l'hippocratisme tient le milieu entre l'empirisme, qui, borné aux sensations, ne peut s'élever jusqu'aux dogmes de la science, et les abstractions d'une métaphysique, qui prétend trouver les principes dans les idées innées (1), dans l'action de la Divinité (2), dans les formes logiques de l'entendement (3), etc.

Doué d'un génie d'investigation extraordinaire, Hippocrate comprit toute l'importance de l'observation. Il recueillit les faits, les coordonna, et, saisissant les rapports qui les unissent, il donna pour base essentielle à l'art de guérir leur classification systématique. C'est en suivant cette marche qu'Hippocrate nous ouvrit cette large voie, dans laquelle les progrès eussent été plus rapides, si, comme ces enfants privés encore des lumières de la raison, qui s'égarent en suivant un sentier agréable mais dangereux, nous ne l'eussions

(1) Descartes.

(2) Malebranche.

(3) Kant.

point abandonnée pour nous livrer à tous ces systèmes vagues et mensongers qui ne plaisent qu'à l'imagination : semblables à ces montagnes de sable qu'un courant amasse, et qu'un courant opposé détruit aussitôt, ils ont disparu pour faire place à de nouvelles théories auxquelles le même sort est réservé.

Mais si l'excellence de la médecine hippocratique est manifeste, pourquoi l'a-t-on négligée si souvent pour suivre des routes nouvelles? Question importante, qui trouve sa solution dans l'étude approfondie de l'homme. Partie essentielle de l'être intellectuel, la raison est inhérente à l'homme; invariable dans sa nature, elle est semblable au principe lumineux, qui ne varie jamais dans son essence, mais qui produit des phénomènes différents, suivant la nature des corps avec lesquels il est mis en contact. La raison, ainsi envisagée, est infaillible par elle-même : loin donc de nous conduire à l'erreur, elle nous dispose, au contraire, à la recherche de la vérité, qui n'est que la preuve synthétique fournie par le raisonnement, sur l'existence réelle des choses. Mais notre raison a pour adversaires constants les passions, souvent ennemies de la vérité; ne connaissant aucun frein, elles nous entraînent à l'aventure dans des voies fausses et dangereuses. Les passions dominant la raison ressemblent à des coursiers fougueux livrés à la conduite d'un guide faible et sans courage.

Nos écarts viennent donc de nos passions, instruments au moyen desquels s'exerce notre raisonnement, de leur prédominence sur la raison, enfin, de la faculté de raisonner, bien différente de la raison, qui est, pour ainsi dire, le régulateur de toutes nos facultés. Que deviendrions-nous, en effet, si nous n'avions pas en nous un principe fixe, immuable, éternellement le même, auquel nous puissions nous rattacher sans cesse, et servant de base à l'entendement humain? C'est bien alors qu'on serait forcé de reconnaître la justesse des assertions de tant de grands hommes, qui ont considéré la raison comme faillible, et différant suivant les temps, les lieux, les peuples, etc. Mais, à côté de cette variété presque infinie d'idées et d'opinions chez les hommes, ne trouve-t-on pas partout la preuve frappante de l'existence d'un principe immuable et toujours le même? L'idée d'un Dieu, le sentiment du beau, etc., ne se rencontrent-ils pas dans tous les temps et dans tous les esprits? Depuis ces êtres sans culture, et livrés, pour ainsi dire, aux simples facultés naturelles, jusqu'à ces immortels génies qui ont pénétré dans les régions les plus profondes de l'entendement, tous n'ont-ils pas vu que le monde était une vaste législation, et que cette législation suppose un législateur? Qui nie ces vérités, proclamées par l'univers entier? Ce sont des hommes qui, récusant la raison, mettent leurs facultés à la merci des passions, et se laissent conduire par ces guides indociles et si souvent dangereux.

Ces trop courtes réflexions sur un sujet d'une étendue et d'une importance immenses me paraissent indiquer la source de nos erreurs, en nous montrant la raison si souvent opprimée sous le joug de nos passions, et réduite à l'impuissance. Je sais que cette manière de voir se trouve en contradiction avec l'opinion de presque tous ceux qui ont cherché à interpréter l'homme; mais qu'on examine attentivement la nature de notre être, qu'on remonte jusqu'à la source de toutes nos facultés, et l'on verra que la raison, principe essentiel, ne saurait varier dans sa nature, ni, par conséquent, être sujette à l'erreur.

L'homme, placé au premier rang de la création, doit être le point de départ de toutes nos études. La connaissance de son organisation mène à celle de toutes les sciences physiques; l'analyse de ses facultés morales et intellectuelles est la base des études philosophiques et politiques; l'examen approfondi de ses passions nous fait comprendre pourquoi les progrès de l'esprit humain sont si lents, et notre marche vers la perfection aussi incertaine.

La doctrine hippocratique, considérée dans son ensemble, et sagement interprétée, est, sans contredit, le système médical le plus simple et le plus complet. Mais que cette doctrine a été mal comprise! Combien d'erreurs ne lui a-t-on pas attribuées? Depuis les médecins mécaniciens jusqu'aux sylphes des cabalistes, depuis les humoristes purs jusqu'aux solidistes exclusifs, tous ont pris Hippocrate pour garant de leurs opinions, tous se sont regardés comme les interprètes et les continuateurs de l'école de Cos, et ont voulu couvrir leurs erreurs de l'éclat d'un nom auquel chaque siècle ajoute une auréole de gloire. Le plan sur lequel repose la médecine hippocratique est si vaste, les connaissances qu'elle réclame sont si nombreuses et si variées, que beaucoup d'auteurs n'en ont point entrevu toute l'étendue. Ils ont pris pour base de leurs systèmes une idée détachée de cette doctrine, sans considérer les liens qui l'unissaient à l'ensemble. La médecine est semblable à un corps organisé, formé par la réunion d'un grand nombre de parties, qui diffèrent autant par leur nature que par leur degré d'utilité. Les unes sont fondamentales, et nécessaires à l'existence; les autres sont accessoires, et pour ainsi dire de luxe. Mais toutes ne concourent-elles pas au complément et à la perfection du corps? Que pourrait le médecin, si, négligeant l'étude de tous les organes, dont l'ensemble constitue notre être, il se bornait à l'examen de l'une de ses parties pour établir une doctrine? C'est là néanmoins ce que font tant d'auteurs, qui cherchent dans l'étude exclusive de l'une des nombreuses branches dont se compose l'art de guérir le fondement d'une méthode universelle.

Toujours guidé par une logique appuyée sur l'observation et l'analyse raisonnée des faits, Hippocrate considérait chaque maladie comme un problème nouveau, à la solution duquel il faisait concourir non-seulement l'étude des symptômes, mais encore celle du tempérament du malade, de ses mœurs, de son âge, etc., celle du pays, de l'air atmosphérique, enfin de tout ce qui pouvait éclairer les nombreuses données dont il se compose.

Hippocrate avait bien compris l'impossibilité de réduire la médecine à la simplicité d'un cadre nosographique : il ne professa jamais un humorisme absolu, ainsi que l'ont prétendu plusieurs de ses commentateurs; mais il admit l'altération des humeurs comme résultat de l'action de la force vitale, et il chercha les liens qui pouvaient rattacher ces effets aux lésions des solides. C'est en réunissant toutes les données fournies par l'étude du solide vivant à celles que présente la théorie des humeurs, qu'Hippocrate se préserva de ces idées étroites auxquelles conduit nécessairement une doctrine fondée exclusivement sur l'une de ces deux séries d'indications. C'est en embrassant tous les faits de la médecine pratique, qu'il fut porté à admettre l'existence de lois inconnues qui président à la conservation des êtres organisés, et qu'il désigna sous le nom de *nature,* mot si mal interprété par les successeurs de ce grand génie. Enfin, c'est en tenant compte de tous les phénomènes que présentent l'homme sain et l'homme malade, et en cherchant à déterminer leur valeur, qu'il parvint à fonder cette admirable loi des indications, qui caractérise si éminemment sa doctrine.

Après avoir indiqué rapidement les principes de la philosophie d'Hippocrate, voyons maintenant comment il expose lui-même les règles fondamentales de la médecine pratique. « Nous nous mettons au fait, dit-il, de tout ce qui concerne la nature des maladies en général, et la nature particulière de leurs espèces, en observant l'état du malade, le malade lui-même, ce qu'il prend, la manière dont il est servi : tout cela contribue à des changements en bien ou en mal. On doit aussi observer la constitution de l'atmosphère en général, et en détail, l'habitude, le régime, le genre d'occupation habituelle, l'âge du malade, son tempérament, ses discours, son silence, ses idées, son sommeil, ses rêves, les picotements qu'il ressent, ses larmes, les rehaussements du mal, les excrétions, les urines, les crachats, les vomissements; comment les symptômes se succèdent; les abcès, s'ils sont critiques ou mauvais; les sueurs, les froids, les frissons, la toux, l'éternument, le hoquet; les vents rendus par haut et par bas, les hémorrhagies, les hémorrhoïdes, etc.; et tout ce qui vient à la suite de ces différents symptômes » (1).

« On doit, en toutes choses, examiner d'abord si elles sont égales ou inégales à d'autres qu'on connaît, si elles sont plus grandes ou plus petites, commençant par les plus aisées. Il faut voir, toucher, écouter tout ce qui est susceptible d'être vu, touché, entendu; on doit aussi se servir de l'odorat et du goût; il faut méditer, enfin, tout ce qui est du ressort du jugement. Ce sont là tous les moyens par lesquels nous pouvons nous instruire » (2).

Voilà de quelle manière Hippocrate procède à l'étude de la médecine : rien n'est négligé ; pas un phénomène qui ne soit examiné, analysé, et qui n'entre pour quelque chose dans la solution du problème médical. Partout, dans ses ouvrages, l'on rencontre cette méthode sûre qui permet au mé-

---

(1) *Ep.*, lib. 1, const. 3.

(2) *De Off. med.*

decin de former comme des espèces de tableaux, dans lesquels chaque symptôme se trouve rangé suivant son degré d'importance. Cette marche est surtout remarquable dans plusieurs parties du traité *des Humeurs*. Dans le 1er et le 3e livre des *Epidémies*, Hippocrate pose les bases du pronostic avec une circonspection qui indique jusqu'à quel point il avait compris toutes les difficultés de cette partie de l'art de guérir. Dans le traité *de Locis*, l'auteur expose avec un rare talent d'observation l'impossibilité de réduire à des règles fixes et invariables les principes de médecine pratique. La question de l'importance de l'à-propos s'y trouve résumée d'une manière admirable.

Mais c'est surtout le système de thérapeutique établi par Hippocrate qu'il nous importe de bien comprendre et d'approfondir. C'est lui qui doit particulièrement fixer notre attention ; car la thérapeutique est le but définitif de la médecine. Hippocrate avait pressenti l'analyse thérapeutique, source de tous les progrès de la médecine pratique. S'il n'en a pas fait l'application à tous les cas, c'est que le temps lui a manqué, et que le domaine de la science médicale est trop vaste pour que l'esprit d'un seul homme puisse suffire à en embrasser tous les détails. En effet, Hippocrate ne dit pas : il faut employer les émétiques dans telle espèce de maladie ; mais il conseille d'émétiser toutes les fois qu'il y a des nausées, des douleurs d'estomac, de l'amertume de la bouche, etc. Il recommande de saigner lorsque la maladie est très-aiguë, que la fièvre est violente et l'inflammation intense, que le malade est jeune et robuste, etc. « On doit, ajoute-il, agir toujours ainsi, quel que soit le nom donné à l'affection, toutes les fois que ces symptômes existent, et qu'il ne se trouve aucune contre-indication. »

C'est ainsi qu'Hippocrate procède au traitement des maladies. Cette méthode est la sanction des principes qui découlent de l'expérience et de l'observation raisonnée, comme elle est aussi une protestation solennelle contre toute espèce de thérapeutique fondée sur des systèmes exclusifs, et même sur le classement des maladies, suivant leurs analogies symptomatiques. Jamaïs, j'ose le dire, la médecine pratique ne fera aucun progrès réel, tant qu'elle s'écartera des voies tracées par le génie extraordinaire d'Hippocrate. En effet, qu'est-elle devenue depuis qu'elle a récusé les principes féconds de l'école de Cos pour s'engager dans des routes nouvelles ? Elle s'est perdue dans le dédale des hypothèses et des théories mensongères. Pendant seize siècles, elle a courbé la tête sous le joug des quaternités humorales, pour reparaître un instant sous le règne de quelques grands génies du XVIIe siècle, et se perdre de nouveau dans les brouillards du brownisme et du physiologisme. Aujourd'hui encore, la thérapeutique lutte contre les fausses conséquences du système broussaisien, qui, né de cet esprit de négation répandu dans le monde par le philosophisme du XVIIIe siècle, reste borné à la matière, dans les molécules de laquelle les physiologistes cherchent l'explication de tous les phénomènes de la vie.

Quand donc comprendra-t-on que la médecine est un problème composé d'éléments infiniment variables, dont la solution ne se trouve pas dans les progrès d'une de ses parties aux dépens des autres, mais bien dans l'accord parfait de toutes les branches qui la composent; quoique distinctes entre elles, on ne saurait néanmoins les séparer entièrement. De même que la santé résulte de l'équilibre de toutes les fonctions physiologiques, de même la thérapeutique attend sa perfection des progrès simultanés de l'anatomie, de la physiologie, de la science du diagnostic, et surtout de l'étude approfondie de tous les modificateurs qui nous entourent. C'est donc en vain qu'on parlera de découvertes sur un point, si tous les autres sont négligés.

Hippocrate n'omettait rien de ce qui peut fixer les principes de la médecine pratique: il en trace les règles avec une puissance de logique remarquable dans les traités *de Decenti habitu* et *de Affectionibus.* Le passage suivant, extrait du 2e livre des *Epidémies,* prouve jusqu'à quel point on était fixé, du temps d'Hippocrate, sur la valeur des remèdes : « Nous connaissons quelques-unes des propriétés des remèdes, de quelles substances ils sont composés, à quelle dose on les prescrit ; mais nos règles ne sont pas sans exception. Les malades se trouvent autrement disposés les uns que les autres ; les effets des médicaments varient encore suivant qu'ils sont pris plus tôt ou plus tard, qu'ils sont secs, en poudre ou en décoction. Je ne parle point d'une foule d'autres circonstances, qui tiennent aux drogues elles-mêmes, à la maladie, à ses périodes, à l'âge du sujet, à sa constitution, à son régime, à la saison de l'année, aux maladies régnantes, et aux autres choses de ce genre. »

Si je me suis tant appesanti sur la doctrine d'Hippocrate, c'est que, fondée sur des bases inébranlables, elle contient le germe de toutes les grandes vérités ; c'est aussi parce qu'elle seule peut nous conduire avec certitude à travers des régions si obscures et si difficiles à explorer. Voyons maintenant ce que devint la médecine, après avoir brillé d'un si vif éclat sous Hippocrate. La connaissance de cette marche nous permettra de comprendre la lenteur des progrès du plus difficile de tous les arts.

Hippocrate avait devancé son siècle ; il légua un trésor stérile à ses successeurs : négligeant les grands préceptes qu'il avait tracés, ceux-ci ne recueillirent, pour ainsi dire, que ses erreurs. La médecine, privée de dignes interprètes, retomba bientôt sous le joug des doctrines dominantes. C'est alors qu'on vit se former la première école dogmatique, qui se livra à toutes les subtilités, pour expliquer la formation des maladies.

Après avoir subi en Grèce le sort de la liberté et des arts, la médecine se réfugia à Alexandrie, où elle fut accueillie par les Ptolémée, protecteurs éclairés des sciences. Mais, malgré les progrès de l'anatomie, pendant longtemps encore la médecine pratique demeura stérile entre les mains des sectes rivales, qui se disputaient avec acharnement le domaine de l'art. Les empiriques, frappés des erreurs des dogmatistes, firent de vains efforts pour ramener la médecine dans la voie de l'expérience.

Dans les premiers temps de l'empire romain, l'art de guérir resta plongé dans un oubli complet ; mais, au temps de Cicéron et de Pompée, Asclépiade, venu de l'école d'Alexandrie, introduisit le matérialisme dans la médecine. Cet auteur professa le solidisme le plus absolu, rejeta les forces médicatrices de la nature, et posa les fondements du méthodisme que développa Thémison. Ce système, fondé sur la philosophie corpusculaire, est devenu la source à laquelle ont puisé les solidistes modernes. Asclépiade, doué de beaucoup d'imagination et d'une grande éloquence, combattit avec force les polypharmaques, et fonda cette fameuse dichotomie des maladies qu'on retrouve tout entière dans le brownisme et dans le physiologisme. Quoique très-versé dans la théorie, Asclépiade fut un mauvais praticien. Sa thérapeutique se bornait presque entièrement à l'emploi des moyens externes, et comme tous les systématiques, il refusa d'admettre ce qu'il ne comprenait pas. De là, l'oubli des purgatifs, des vomitifs, et de presque tous les médicaments.

Thémison, génie original, indiqua le premier une voie intermédiaire entre l'empirisme et le dogmatisme. Croyant que la médecine consistait à trouver les rapports des maladies, suivant leurs principales analogies symptomatiques et thérapeutiques, il fut conduit à n'admettre que deux états morbides, le *strictum* et le *laxum*. Ce système, fondé sur les ressemblances que présente le caractère principal des différentes maladies, pèche essentiellement dans sa base ; car les symptômes ne sont que des signes de l'état intérieur, qui constitue la maladie; or, la règle ne saurait se tirer de l'examen d'un seul phénomène, mais de leur ensemble.

Malgré le vice radical du méthodisme, Thémison avait entrevu que l'indication doit être le véritable fondement de la médecine pratique. Mais, comme le remarque judicieusement Sprengel, abusé par la philosophie corpusculaire, il ne voulut admettre d'autres règles communes que celles fournies par le *strictum* et le *laxum*. Entraîné par des idées purement théoriques, Thémison voulut réduire tous les phénomènes de la vie à ces deux états opposés ; il développa ainsi cette dichotomie, qui est devenue le fond de la plupart des systèmes de notre époque. C'est sans doute pour masquer le vice de cette méthode, qu'il inventa la notion du *mixtum*, création bizarre, non-sens inconcevable, qui fait de cet état comme un monstre biforme, résultant des caractères de deux états opposés. Telle est la conséquence inévitable de l'esprit de systématisation ! On préfère pécher contre la logique, contre le bon sens, plutôt que de reconnaître son erreur et l'insuffisance de son système !

La thérapeutique des méthodistes ne fut qu'un mélange incohérent des médications les plus contraires. Leurs règles de pratique étaient fixes et immuables, quels que fussent le tempérament du malade, son âge, etc. : rien ne pouvait leur faire modifier le traitement, tant il est vrai que la thérapeutique découle nécessairement de l'idée que l'on se fait des maladies. On peut justement appliquer aux méthodistes cet axiome de Platon et de Spinosa : Les faits reçoivent leur loi de la pensée humaine.

Les méthodistes regardaient toujours les maladies comme générales, et ne croyaient pas que l'action des médicaments se bornât jamais à une seule partie du corps. Ils eurent une idée juste de l'état des pores, constamment le même dans tous les organes, et en firent dépendre toutes les affections. Leur système fut attaqué par les pneumatistes ; ceux-ci attribuèrent les maladies à la lésion du *pneuma,* principe bimorphe, incarnation du monde, de la matière éthérée qui anime l'univers, par conséquent actif par lui-même, et auquel Athénée attribue néanmoins tous les caractères de la matière. Les pneumatistes, guidés par la philosophie d'Aristote, n'admettaient que les qualités premières des quatre éléments, et c'est sur ces abstractions, qu'ils élevèrent un système plein de subtilités et de contradictions. Leur thérapeutique fut nulle; ils passaient leur vie à discuter, et à établir dans les idées des distinctions puériles.

C'est à cette époque que parurent les éclectiques. Ils eurent la ridicule prétention de concilier les différentes opinions; mais en voulant les respecter toutes, ils fondèrent une doctrine qui n'était qu'un mélange extravagant d'idées contradictoires : leur éclectisme fut un vrai monstre logique. Ces divisions dans la science existèrent jusque vers la fin du IIe siècle, époque à laquelle parut Galien.

Doué d'un génie puissant, d'une érudition immense, et de toutes les qualités d'un observateur profond, Galien fut supérieur à Hippocrate dans l'art de systématiser la science; mieux que tout autre, il sut la théoriser. Sa doctrine, établie sur un plan plus vaste, peut s'étendre à tous les faits médicaux; mais elle repose entièrement sur les analogies physiques et métaphysiques, et les forces de l'économie vivante y sont considérées comme des abstractions réalisées. Conduit, comme les pneumatistes, par la philosophie d'Aristote, Galien oublia la voie tracée par Hippocrate, et loin de commencer par étudier les faits particuliers, afin de tirer de leur ensemble des règles générales de pratique, il observa avec des idées préconçues, et fit, pour ainsi dire, la médecine *à priori*. Mais, malgré les erreurs que renferme la doctrine de l'illustre médecin de Pergame, il n'en est pas moins vrai qu'elle mérite d'être sérieusement étudiée par tous ceux qui aspirent à comprendre toute l'étendue de la médecine. Ce système est un chef-d'œuvre d'art et de logique, et présente un ensemble séduisant et admirablement coordonné : rien n'échappe aux distinctions subtiles de l'auteur. Pourquoi donc cette doctrine de l'un des esprits les plus vastes qui aient jamais paru est-elle restée stérile pour l'art de guérir? Parce que Galien fut systématique, et qu'au lieu de déduire sa théorie de ce qu'il observa, il expliqua les faits par les principes qu'il avait admis.

Galien prit pour base de son système les caractères fournis par les qualités des éléments du corps humain. Ces qualités, se rencontrant à des degrés très-variables dans chacun de nos organes, décidèrent, suivant lui, de l'*intempérie* de ces derniers. Emporté par une imagination ardente et la passion de systématiser, il ne comprit pas que ces intempéries des solides ne sont que des effets secondaires, et que subordonnées aux propriétés vitales, elles ne peuvent être considérées comme causes des phénomènes de la vie. Cette erreur capitale nous explique toutes les contradictions répandues dans les ouvrages de cet auteur, qui, essentiellement animiste au fond, a néanmoins fait une pathologie toute matérielle.

Après Galien, qui contribua si puissamment à propager le goût d'une absurde polypharmacie, l'exercice de la médecine fut souvent mêlé à des pratiques superstitieuses. Dans cette longue période qui suivit la chute de l'empire romain, la philosophie mystique, née des dogmes religieux de Zoroastre, répandit parmi les médecins les arts cabalistiques. Au milieu de la décadence des sciences et des arts, la médecine elle-même fut en proie à tous les genres de superstitions.

Les Arabes, qui nous ont conservé quelques notions des sciences, recueillirent les débris de la littérature grecque; mais ils ne firent que commenter les ouvrages d'Aristote et de Galien. Cependant plusieurs d'entre eux nous ont laissé quelques travaux importants. La médecine fit de grands progrès par l'établissement de colléges et d'hôpitaux, et Bagdad devint le rendez-vous de ceux qui se livraient à l'étude de cette science. Pendant tout le moyen âge l'art de guérir, devenu un véritable empirisme, tomba dans le plus profond oubli; mais le XVe siècle fit entrevoir l'aurore d'un meilleur avenir. L'imprimerie favorisa l'étude des auteurs anciens, à laquelle on se livra avec ardeur. Plusieurs savants abandonnèrent le culte qu'on rendait alors universellement à Galien, pour revenir franchement à la doctrine hippocratique. Longtemps encore, sans doute, la plupart des médecins puisèrent dans les ouvrages des Arabes, qui tous reposent entièrement sur les principes développés par Galien; mais enfin les efforts de Paracelse et de Van Helmont achevèrent d'ébranler la doctrine galénique. Ce dernier, homme d'un génie original et créateur, fonda un système qui renferme de grandes vérités, lorsqu'on sait les apercevoir sous le voile de ces êtres imaginaires, personnification de la cause inconnue de la vie, désignée sous des noms différents, depuis Hippocrate jusqu'à nos jours. En établissant le siége principal de son archée dans la région épigastrique, Van Helmont avait senti toute l'importance de cette partie; les passions qu'il prêtait à son archée indiquent les divers états de la force vitale; les archées subalternes lui servaient à désigner la vie propre de chacun de nos organes.

Le système de Van Helmont ouvrit les portes au chimiatrisme de Sylvius, qui remplaça les qualités élémentaires, quoique, cependant, les théories humorales se soient toujours maintenues au milieu des nombreuses doctrines développées par des hommes d'un génie supérieur. Baillou, doué d'un rare talent d'observation, rappela les esprits à la médecine hippocratique ; il fut le premier qui abandonna les livres arabes pour étudier les maladies elles-mêmes. La marche qu'il suit dans l'examen des maladies chroniques, présente un ordre, une netteté et une précision admirables.

Pendant ce temps, l'anatomie fit de grands progrès ; mais la médecine pratique resta livrée à mille théories fausses et sans fondements solides. Dans le XVIIe siècle, Galilée, en introduisant la méthode expérimentale, favorisa l'étude des sciences physiques et mathématiques; Descartes substitua le doute et l'examen à la philosophie scolastique; Bacon, l'une des têtes les plus métaphysiques, trouvant dans l'expérience et l'observation les moyens d'arriver à la vérité, indiqua aux médecins la route à suivre; mais l'on n'y entra que longtemps après. Harvey, conduit par l'induction sévère des faits, fit connaître la circulation, le canal thoracique, etc. Ces précieuses découvertes portèrent le dernier coup au galénisme; cependant elles restèrent stériles à cause de l'impulsion qu'avait donnée Galilée. De l'étude des sciences physiques et mathématiques, naquit le système iatro-mathématique, qui, à cause de l'appareil scientifique dont il était entouré, séduisit un grand nombre de médecins. Fondée par Borelli, la secte iatro-mathématicienne chercha à soumettre au calcul tous les phénomènes de l'économie vivante, et ne fit rien pour les progrès de la médecine pratique. Elle fut remplacée par l'animisme, qui reçut, par la suite, de grandes modifications, et qu'on retrouve encore aujourd'hui dans la doctrine de l'école de Montpellier.

Le stahlianisme repose entièrement sur l'état passif de la matière, et l'existence d'un principe immatériel, cause de tous les phénomènes de l'organisme. Mais quel est ce principe qui joue un rôle si important dans l'un des systèmes les plus habilement conçus? C'est l'âme du monde des anciens philosophes, si bien développée par Platon; c'est la *nature* admise par Hippocrate, qui lui accordait une puissance beaucoup trop étendue; c'est cette force ou faculté confusément expliquée par Galien et ses successeurs, par les chimistes mêmes et par tous les systématiques, qui n'ont jamais pu se défendre de reconnaître dans l'animal un principe conservateur, présidant à l'ordre fonctionnel; c'est l'*archée* de B. Valentin, de Paracelse et de Van Helmont, qui ont fait de cette force inconnue un être auquel ils ont donné des propriétés infiniment variées, modifications diverses de la puissance vitale représentée sous une forme allégorique. Cette force ou puissance inconnue mérite d'être étudiée avec soin, et son admission par les matérialistes peut servir à les réfuter eux-mêmes. Comme il est facile de le concevoir, la thérapeutique ne fit aucun progrès sous l'oppression de pareils systèmes; aussi fut-elle réduite à l'expectation où mène forcément le stahlianisme.

La théorie mécanico-dynamique d'Hoffmann succéda à l'animisme de Stahl. Ce système fut bientôt abandonné, et remplacé par une doctrine qui chercha à concilier la théorie humorale avec la théorie mécanique. Boerhaave, homme d'un génie universel, fut l'auteur de ce système, qui régna pendant quarante ans dans presque toutes les écoles. Il comprit toute l'importance d'un cours de clinique, et quoiqu'il se soit quelquefois éloigné dans la théorie des principes d'Hippocrate, il y resta du moins toujours fidèle dans la pratique.

Sydenham, paraissant au moment où la médecine était envahie, d'une part, par l'application hypothétique des principes de la chimie, et de l'autre, par celle des mathématiques, sut néanmoins éviter ce double écueil. Appuyé sur l'expérience, il essaya de ramener les esprits vers des théories fondées sur la sage interprétation des faits. Sans admettre le titre trop flatteur d'Hippocrate anglais, que ses compatriotes reconnaissants ont voulu lui accorder, on peut dire néanmoins que Sydenham est l'un des plus grands médecins des temps modernes. Ce retour de Sydenham aux idées fondamentales de la médecine ne fut point imité par tous les grands praticiens dont s'honore le XVIIe siècle; mais, pour qui sait suivre et comprendre la marche de l'esprit humain, la science revenait à grands pas dans la voie tracée par Hippocrate.

L'école de Montpellier, gardienne fidèle des doctrines hippocratiques, s'acquit une immense réputation, pour l'art admirable avec lequel elle sut de tout temps formuler les grandes vérités scientifiques. Si cette école s'est rendue répréhensible pour avoir donné trop d'importance à la philosophie médicale aux dépens de la science de détails, cet excès, il faut le reconnaître, a été bien moins funeste à l'art de guérir que les doctrines de ceux qui, prenant les faits pour règle exclusive de leur conduite, les ont interprétés suivant des idées préconçues; car les faits n'ont de valeur que celle qu'ils reçoivent de leur position et de leur réunion, suivant les principes établis par l'art. Les travaux d'application, les expériences thérapeutiques, l'observation, les études spéciales, etc., sont les matériaux de la médecine; mais ils ne sont pas eux-mêmes toute la science: ils n'en sont que les éléments. Ce sont les lois que leur examen logique permet d'établir qui la constituent. Si donc les faits sont nécessaires, l'esprit qui les coordonne pour en tirer des conséquences n'est pas moins important. Le médecin qui ne posséderait que les détails ressemblerait à celui qui voudrait élever un monument, sans connaître les règles de l'architectonique.

L'école de Montpellier vit sortir de son sein un grand nombre d'écrivains brillants et d'illustres praticiens; ils s'opposèrent de bonne heure aux théories exclusives qui avaient envahi le domaine de la médecine. Sauvages, homme d'un immense savoir, combattit, l'un des premiers, la doctrine de Boerhaave, et fit subir à celle de Stahl de notables changements. L'un de ses plus beaux titres est d'avoir prouvé que la physiologie ne saurait fournir à elle seule les principes de la médecine pratique, à laquelle il donna pour fondement solide la nosologie descriptive. Ce savant auteur démontra que les indications thérapeutiques devaient se tirer des caractères essentiels de la maladie, et non de l'idée plus ou moins exacte qu'on peut se faire de son mécanisme.

Bordeu créa la doctrine de l'organisme, et rétablit le naturisme. Savant anatomiste et grand observateur, il rappela les esprits à la médecine hippocratique, qu'on avait presque entièrement abandonnée, et prépara ainsi la voie aux progrès qui ont eu lieu depuis.

L'un des plus grands médecins philosophes dont la science s'honore, Barthez, parut au moment où toutes les hypothèses étaient battues en brèche, et où le retour à l'observation s'annonçait de toutes parts. Profondément versé dans la philosophie de Bacon, il comprit que toutes les erreurs tenaient à la manière dont on établissait les dogmes médicinaux. Barthez fut le fondateur de la philosophie naturelle; il établit sa doctrine sur l'étude approfondie de tous les phénomènes, qu'il classa d'après les forces expérimentales auxquelles on peut les rapporter, et non d'après un principe particulier qui servirait à les expliquer. Mais c'est dans l'examen attentif des *Nouveaux éléments de la science de l'homme*, qu'il faut suivre cet auteur au milieu de ses beaux développements sur le principe vital, et sur les applications remarquables qu'il en fait aux différents états morbides et physiologiques de l'organisme. Il a sans doute eu le tort de procéder presque toujours par la méthode synthétique, beaucoup moins sûre que la méthode analytique. Peut-être aussi n'a-t-il pas vu qu'en accordant tout au principe vital, et presque rien à l'organisme, il est lui-même tombé dans les fautes qu'il reprochait à ses devanciers; mais quand on se pénètre bien de la vraie manière de philosopher de ce grand homme, on reste convaincu que sa doctrine est l'une des plus habilement conçues, et que légèrement modifiée, et sagement interprétée, elle peut s'étendre à tous les faits médicinaux, et recevoir tous les perfectionnements dont la science est susceptible.

C'est particulièrement dans la médecine pratique, que la doctrine de Barthez peut recevoir les plus heureuses applications. Reconnaissant combien l'esprit de système a été fréquent parmi les médecins, et combien il est opposé à la précision thérapeutique, cet illustre auteur fonda cette magnifique science des méthodes, qui, selon l'ingénieuse comparaison d'un médecin célèbre, est à l'art de guérir ce que la législation est à l'administration, et la tactique à l'art militaire. Dans cette partie de son travail, chef-d'œuvre de logique et de hautes conceptions, Barthez analyse toutes les méthodes, les soumet à un examen approfondi, apprécie leurs avantages et leurs inconvénients, et les classe suivant leur degré d'utilité. Son plan embrasse les travaux réunis de tous les grands médecins. C'est en procédant ainsi, que Barthez parvint à poser les vrais fondements de la philosophie de la médecine pratique, qui n'est autre chose que la science dogmatique des indications. C'est en réunissant toutes les lumières des temps passés, et en les faisant converger vers le but définitif de l'art, qu'il devint le vrai législateur de la médecine. Tel fut l'immortel auteur de *l'Esprit des lois*, compulsant le recueil immense des différents codes, et démêlant les rapports compliqués de tant de lois obscures et contradictoires.

Je ne rechercherai point si Barthez a trop souvent confondu les méthodes analytiques avec les méthodes symptomatiques; s'il a trop méconnu l'indépendance de la physiologie et de la pathologie, indépendance qui doit être le vrai fondement de toute constitution médicale, etc.; ces considérations importantes me conduiraient trop loin.

Longtemps encore, la médecine resta courbée

sous le joug des systèmes, qui n'ont jamais cessé d'entraver les progrès de la science; mais une remarque bien importante à faire ici, c'est qu'aucune des nombreuses théories qui naquirent dans le XVIIe et vers le commencement du XVIIIe siècle ne fut universellement adoptée, comme on l'avait vu pour les doctrines des temps antérieurs. Partout se montre l'esprit de doute et d'examen : nul médecin ne semble content de ce qui est, chacun recherche lui-même une théorie meilleure que celles qui s'établissaient de toute part, et dont le règne était toujours éphémère. Ces symptômes indiquaient un travail dans les esprits, qui faisaient effort pour arriver à secouer le joug de tant de systèmes faux et dangereux. Au milieu du XVIIIe siècle, toutes les sciences parurent prendre un nouvel essor, et présager un avenir glorieux pour la médecine. Deux hommes de génie donnèrent à la physiologie et à l'anatomie des bases sûres et inébranlables. Haller, doué d'un esprit d'une étendue immense, nous dévoila le mécanisme de toutes les fonctions, et nous permit ainsi de comprendre les phénomènes de la vie, jusque-là si mal interprétés. Morgagni, en recherchant les traces que les maladies laissent après la mort, et en rattachant toujours les symptômes aux lésions organiques, créa cette science qui peut servir à éclairer quelquefois le diagnostic des maladies, mais dont on a tant abusé par la suite.

La chimie, fondée par le génie coordonnateur de Guyton de Morveau, nous dévoilait les principes actifs des médicaments, et contribuait ainsi puissamment à la précision thérapeutique.

De belles et magnifiques découvertes étaient venues étendre les limites de la médecine pratique : les maladies syphilitiques, mieux connues, trouvaient dans l'emploi du mercure, plus sagement administré, un spécifique capable d'arrêter les effets terribles de cette maladie vraiment protéiforme ; la variole, aussi hideuse que meurtrière, ne vivait presque plus que dans le souvenir, depuis l'immortelle découverte de Genner ; les fièvres intermittentes avaient cessé d'épouvanter la société, depuis l'introduction du quinquina dans la matière médicale ; tout enfin semblait se réunir pour porter l'art de guérir au plus haut degré de splendeur. Pinel et Barthez, deux des plus beaux génies dont la science s'honore, proclamaient dans leurs immortels travaux le retour à la médecine hippocratique. Pinel, le plus grand des médecins modernes, et celui qui a le mieux représenté son époque, en sapant les bases du brownisme, faisait effort pour ramener les esprits vers la route abandonnée de l'observation judicieuse. Lorsqu'on examine à fond sa doctrine, on reste convaincu qu'elle est une des plus sages et des plus fécondes en résultats avantageux.

Mais quand le philosophisme eut fait germer partout cet esprit de négation qui est la mort du progrès, quand ces hommes faussement appelés philosophes se furent coalisés pour étendre sur le monde entier leurs erreurs mensongères, tout alors fut remis en question. Il n'y eut pas de fait, quoique apportant avec lui la sanction de tous les siècles, qui ne devînt un objet de doute. Le plus noble, comme le plus difficile des arts, eut sa part du mépris universel. Rousseau, esprit éminemment sophistique, entraîné trop souvent par les écarts d'une imagination malade, renouvela les fausses accusations que Montaigne, Molière, etc., avaient portées contre les médecins de leur temps. Voltaire, ce génie aux brillantes mais dangereuses conceptions, lança contre la médecine tout le venin de sa satire mordante et de ses traits acérés : une foule d'écrivains imitateurs, *servum pecus* de la littérature, furent comme les échos qui répétèrent les sophismes de ces auteurs. La médecine alors perdit de son importance, et son existence fut même révoquée en doute.

Je n'ai point à prouver ici la fausseté de ces attaques insensées, qui portent sur la faillibilité des médecins, mais n'atteindront jamais les grandes et incontestables vérités de notre art. Parce que certaines maladies se montrent rebelles aux ressources de la thérapeutique, en conclura-t-on que la médecine est purement hypothétique? Quelle science alors existerait réellement? quel est l'art qui n'ait son côté obscur, et qui puisse prétendre à l'infaillibilité? D'ailleurs, en portant ces accusations, a-t-on bien compris ce qui, le plus souvent, rend incurables les maladies, dont la persistance sert à soutenir l'hypothèse la plus antilogique? N'est-ce pas parce que les malades sont pendant trop longtemps restés sourds aux sages conseils de l'art, et qu'ils n'ont réclamé ses secours qu'après avoir donné le temps au mal de s'étendre et de désorganiser les tissus? La médecine n'est pas créatrice; son but est de conserver la santé et de guérir les maladies : que peut-elle lorsque des organes entiers ont été détruits? Du reste, quel n'est pas l'aveuglement de ceux qui jettent le blâme sur un art si difficile à comprendre, et plus difficile encore à pratiquer? En recevant leurs inspirations d'hommes étrangers à la médecine, ne se condamnent-ils pas à sanctionner toutes les erreurs de ces écrivains ambitieux qui ont la prétention de tout connaître? Croira-t-on Voltaire en physique, Rousseau en botanique, etc.? D'ailleurs, a-t-on consulté Hippocrate, Galien, Sydenham, Boerhaave, Stahl, Pinel, Barthez, et tant d'autres auteurs illustres, qui, depuis le commencement des sociétés, ont soutenu si dignement l'honneur de la médecine? Leurs immortels travaux ne sont-ils pas un témoignage aussi puissant que les vagues déclamations de ces écrivains présomptueux, qui ont prétendu juger une science dont ils n'avaient fait qu'effleurer les abords? Pourrait-on ignorer que les auteurs dont on emprunte les idées sont les plus grands destructeurs de la société? Oublie-t-on que s'il reste encore quelques liens sociaux parmi les hommes, c'est que leur rage est venue se briser contre les lois éternelles de la justice et de la vérité? Où en serions-nous, si leurs principes subversifs avaient prévalu? Qu'auraient laissé dans le cœur des peuples ces doctrines perverses dont le but était la destruction de toute foi, de toute croyance, et par conséquent de tout lien social? Nous serions réduits à cet état de nature, ou plutôt à cet état sauvage tant vanté par les philosophes du XVIIIe siècle.

Mais laissons là ces sophismes incompréhensibles, fruits amers de l'orgueil et de l'ambition. D'ailleurs, je sens que je ne m'adresse plus qu'à des ombres ; déjà les nuages épais du philosophisme se sont dissipés ; déjà le siècle de l'incrédulité et du mensonge a vécu son temps, et l'horizon de la foi et de la vérité projette ses rayons éblouissants : ils devront éclairer l'avenir de la science d'une lumière vive et pure. Il est à remarquer que toutes les grandes révolutions dans la philosophie ont influé sur la médecine : aussi qu'est-il sorti du philosophisme du XVIIIe siècle? Deux doctrines qui sont la plus haute expression du matérialisme : le physiologisme et la phrénologie, envisagée comme l'ont fait Gall et Broussais.

En matérialisant, pour ainsi dire, les idées, le physiologisme contribua puissamment à introduire dans la science ces études qui, bornées exclusivement à la connaissance de la matière, négligent les grands principes, et rejettent tout ce qui est au delà de la limite des sens. Cette doctrine, qui a régné pendant vingt ans d'une manière presque exclusive dans l'école de Paris, renferme de grandes et de bien utiles vérités. Broussais, doué d'un rare talent d'observation, possédait au plus haut degré cet esprit de coordination qui sert si puissamment à établir les dogmes de la médecine. Mais au lieu d'appliquer son génie à l'examen rigoureux des faits, il voulut ramener tout à des principes fixes et invariables : sa doctrine, dès lors réduite à des règles absolues, eut pour la médecine pratique les plus funestes conséquences. C'est elle qui a détourné les esprits de l'expérimentation clinique, et qui les a poussés violemment à la recherche d'un principe excitateur, cause unique de la plupart des maladies. La thérapeutique médicale, but essentiel de tous nos travaux, a été effacée du cadre nosologique, et, comme l'a fort bien observé un célèbre professeur de l'école de Montpellier, toute la médecine a été réduite à une seule maladie, et la thérapeutique à une simple opération chirurgicale.

Le physiologisme n'est point une doctrine nouvelle; on le retrouve dans le matérialisme d'Asclépiade, dans le système dychotomique de Thémison, et dans presque toutes les théories des sectes mécaniciennes. Comme le brownisme, il repose sur l'existence d'un principe unique et générateur de toutes les maladies ; mais le médecin anglais ne voyait dans ce principe que des qualités affaiblissantes, tandis que le réformateur français ne voulait lui reconnaître que des propriétés excitantes. Trois ou quatre symptômes (la rougeur, la chaleur, le gonflement et la douleur) constituent un état auquel on a donné le nom d'*inflammation;* et comme l'un ou l'autre de ces symptômes se présente dans presque tous les cas, on a considéré la plupart des maladies comme des inflammations. Or, qui ne voit *a priori* le vide d'une pareille théorie? Depuis quand peut-on conclure à l'identité de plusieurs faits, parce qu'il se rencontre un caractère semblable dans chacun d'eux. La lumière, la chaleur, ne sont-elles pas des phénomènes presque constants de la combustion? Cependant, quelle différence dans la cause qui la détermine, et dans les effets qu'elle produit, et combien peu d'analogie dans les moyens propres à la détruire! L'eau, qui éteint le feu allumé par le bois et par beaucoup d'autres substances, n'active-t-elle pas, au contraire, celui des huiles et des corps gras? Presque tous les corps en combustion font brûler ceux avec lesquels ils se trouvent en contact, et l'alcool n'altère pas même les tissus les plus légers.

Le physiologisme, il faut bien le reconnaître, a complétement entravé la marche du progrès : réduisant toute la science à l'étude des phénomènes organiques, il a refusé d'admettre tout ce que nous ne pouvons expliquer, et les limites de nos sens sont devenues pour lui celles de ce qu'il appelait la raison. Mais celle-ci, exclusivement servie par nos organes, n'est plus alors qu'une faculté bornée, et soumise à toutes les illusions de nos sens. Ce n'est plus autre chose que le raisonnement, qui, bien loin d'être infaillible, devient, au contraire, la source de presque toutes nos erreurs, lorsqu'il n'est pas guidé par l'expérience et l'observation. Étudiez l'histoire de toutes les découvertes utiles, et vous verrez que c'est en se servant du raisonnement qu'on est arrivé à nier leur possibilité et leurs avantages. Comment donc pourrions-nous le prendre pour règle infaillible de nos opinions? Est-ce le raisonnement seul qui pourrait jamais poser les limites du possible? est-ce lui, par exemple, qui aurait osé conseiller l'emploi des purgatifs, des vomitifs, de la saignée, et de tous les médicaments héroïques, s'il n'avait eu pour guide l'expérience? est-ce lui enfin qui aurait conduit à la magnifique découverte de Genner, et qui en aurait signalé *a priori* les admirables conséquences!

La raison ne consiste donc pas à soutenir habilement une hypothèse, et à tirer d'un principe toutes les conséquences possibles : elle se montre bien plutôt dans l'art d'examiner la nature de cette hypothèse, et du principe que l'on pose comme point de départ; elle consiste surtout à ne jamais nier d'une manière absolue ce qui nous paraît incompréhensible, et à nous tenir dans le doute philosophique, toutes les fois que la cause et la nature des phénomènes restent inaccessibles à notre intelligence. La raison nous commande de ne jamais procéder à l'étude des sciences avec des idées toutes faites, et de ne point plier les faits à des systèmes préconçus, de nous défier de nos forces, et de ne pas avoir la ridicule prétention de tout expliquer.

Mais c'est particulièrement pour la thérapeutique que le triomphe du système broussaisien a eu les plus fâcheux résultats. Partant de l'idée que toutes les maladies tenaient à une cause excitante, les physiologistes firent de l'inflammation une espèce d'épouvantail. Tous les médicaments réputés excitants furent rejetés, et l'on frappa de proscription les médecins qui osèrent voir dans les remèdes autre chose que des substances dangereuses. Pourquoi donc les physiologistes se sont-ils arrêtés dans cette voie de facile réformation? Leur tâche n'a été qu'à moitié remplie. Si l'excitation est si funeste à la constitution de l'homme, pourquoi conseiller, même dans les maladies les plus inflammatoires, les limonades, qui contiennent un des excitants les plus violents? Ne doit-on pas craindre, ou d'augmenter l'inflammation, si elle existe déjà, ou de la développer, si elle n'existe pas encore. Réfutera-t-on ces objections, en disant que ces substances sont en trop petite quantité pour agir en mal? Mais que faut-il donc d'acide sulfurique pour produire la mort? à peine une goutte. Eh bien! calculez ce qu'en prend un malade qui boit plusieurs pintes de limonade chaque jour! D'ailleurs, ou les excitants sont contraires, et l'on est coupable d'ajouter à la maladie; ou leur union avec d'autres corps change leurs propriétés et les rend favorables au malade, et le physiologisme est faux et dangereux.

J'aurais le même raisonnement à faire pour l'alimentation. Examinez ce qu'un homme prend chaque jour de substances excitantes; ajoutez au vin le sel, le poivre, le vinaigre, les acides des fruits, etc. etc., et dites si les idées des physiologistes sont réellement fondées? Ce ne sont pas là néanmoins toutes les objections qu'on pourrait faire à la doctrine de Broussais. L'excitation étant le seul et unique principe de toute affection, ne devrait-on pas conseiller de se soustraire à son action morbifique, même dans l'état de santé, afin de prévenir la maladie? Pourquoi, dès lors, permettre l'exercice physique, qui est un si grand excitant de toute la constitution? pourquoi tolérer le travail intellectuel, qui stimule si fortement les organes encéphaliques? pourquoi enfin respirer, puisque ce phénomène physiologique active si énergiquement les fonctions de la vie? Ne sait-on pas que l'air qui entre sans cesse dans nos poumons, si sujets à l'inflammation, est composé de deux gaz, poisons violents, qui peuvent détruire instantanément l'existence, lorsqu'on les respire isolément? Mais c'est assez signaler les conséquences absurdes qui découlent forcément de la doctrine physiologique : Broussais et ses sectateurs n'ont pas vu qu'en partant d'un principe absolu, ils devaient nécessairement arriver à des conséquences exclusives, et par là même contraires à la logique et à tous les faits médicinaux; ils n'ont pas compris que les êtres vivants sont soumis à une infinité d'influences diverses, qui font varier sans cesse leurs phénomènes vitaux.

L'idée de ne voir dans tous les médicaments que la seule propriété excitante constitue l'une des erreurs les plus monstrueuses qui aient jamais été émises sur l'art de guérir. Par quelles inconcevables conséquences n'a-t-il pas fallu passer pour arriver à soutenir que la strychnine, l'arsenic, l'acide prussique, et tant d'autres médicaments dont une goutte suffit pour donner la mort, ont des propriétés analogues au quinquina, au fer, à l'absinthe, etc., qui sont si favorables pour réparer les forces d'une constitution épuisée! Pour masquer l'absurde d'une pareille théorie, on a admis l'action élective de certains médicaments sur chacun de nos organes, et l'on n'a pas vu que c'était effacer d'un trait toutes les objections élevées contre la spécificité, et faire un pas immense vers les doctrines qu'on avait tant blâmées. Cette manière d'envisager l'action des remèdes renferme de grandes vérités, et peut mettre sur la voie de précieuses découvertes; mais elle est encore loin de reposer sur les véritables principes. En effet, comment reconnaître que les classifications établies dans les médicaments, suivant leur action spéciale sur chacun de nos organes, soient réellement fondées sur l'examen sévère des faits? Qui croira, par exemple, que tous les médicaments appelés toniques jouissent des mêmes propriétés? Le quinquina et le plomb, le fer et la strychnine, l'angusture et le zinc, etc., sont-ils des médicaments analogues? La rhubarbe et l'huile de croton tiglium, l'aloès et les sels neutres, etc., purgent-ils de la même manière? Les éthers et l'ammoniaque, le castoréum et le camphre, le laurier-cerise et l'assa fœtida, calment-ils les mouvements nerveux par une action semblable? La belladone est-elle un narcotique identique à la thridace, à l'opium, etc.? Contradiction inconcevable! les physiologistes, qui ont mis toute la médecine dans l'observation, n'ont pas craint d'exclure de la science la thérapeutique, qui repose sur la collection systématique des faits recueillis par les grands génies qui se sont succédés dans la médecine depuis plus de deux mille ans!

En détournant les esprits de l'étude des médicaments, et en les poussant violemment vers celle du diagnostic, à l'exclusion de toutes les autres, le physiologisme n'a pas compris qu'il produisait pour la science ce qu'il a si énergiquement signalé pour les maladies du corps humain; il n'a pas vu qu'il rompait l'équilibre dans les moyens logiques. La médecine consiste dans la réunion de beaucoup de connaissances qui appartiennent à un grand nombre de sciences différentes: ces connaissances sont comme autant de rayons qui ne produisent de lumière que s'ils sont réunis, et harmoniquement concentrés vers un seul et même foyer. Il en est de même pour la vie organique : la santé résulte du libre exercice des nombreuses fonctions physiologiques dont l'ensemble constitue la vie. Qu'arrive-t-il lorsque l'une de ces fonctions prédomine sur les autres ? Il y a défaut d'équilibre, il y a maladie. Celle-ci n'est donc qu'un excès de développement d'une ou de plusieurs fonctions, et l'inégale répartition du principe vital, comme le physiologisme n'est que le progrès désharmonique de la science du diagnostic aux dépens de la thérapeutique.

Mais le physiologisme, aussi bien que le philosophisme, ne vivra bientôt plus que dans le souvenir. Quelques mouvements violents se manifestent bien encore quelquefois dans certains esprits, mais ce ne sont que les derniers efforts d'une fièvre domptée, qui finira par s'éteindre dans l'étude calme et froide de la thérapeutique. Déjà de jeunes et vigoureux athlètes sont descendus dans l'arène, pour y combattre toutes les erreurs; leurs travaux consciencieux sont comme autant de pierres d'attente, qui devront servir à la réédification du véritable monument de la médecine pratique. L'abandon des systèmes exclusifs, et le retour à la médecine d'observation de presque toute la jeune génération médicale, laissent présager un avenir brillant pour l'art de guérir.

Ce simple aperçu sur les phases principales de

la médecine prouve évidemment que depuis deux mille ans elle marche à travers les théories les plus contradictoires, sans pouvoir s'arrêter aux vrais principes. Dans ces quarante dernières années, elle est allée jusqu'à l'apogée de l'erreur; mais aujourd'hui elle semble vouloir adopter franchement les doctrines hippocratiques.

Ce que j'ai à dire sur la thérapeutique s'appliquera d'une manière particulière au traitement des maladies chroniques, et à celui des maladies nerveuses, qui, depuis longtemps déjà ; est tombé dans un oubli inconcevable. Voyez effectivement ce qu'on a fait pour ces deux grandes classes d'affections, depuis que l'attention tout entière s'est portée vers l'étude des maladies aiguës. On a voulu leur appliquer le traitement de ces dernières, et, voyant que la guérison marchait avec trop de lenteur, on les a crues incurables, et l'on a enveloppé dans une proscription générale une infinité de maladies différentes. Ai-je besoin de prouver ici la triste vérité de cette assertion? Eh bien! je le demande, quel médecin consciencieux, quelle autorité médicale s'est occupée de perfectionner leur traitement? Quel est l'ouvrage sérieux sur ces affections, qui, depuis bien des années, soit sorti de l'école de Paris? Lorsque nous voulons nous livrer à leur étude si nécessaire et si difficile, ne sommes-nous pas obligés de remonter loin, ou de nous adresser à l'école de Montpellier, restée plus fidèle que nous aux doctrines professées par les grands maîtres? Lorsque des traités *ex professo* abondent de toutes parts sur les maladies aiguës les moins importantes, et qui s'observent un petit nombre de fois pendant le cours de la vie, nous avons une foule de maladies chroniques et nerveuses universellement répandues, et pour lesquelles on chercherait en vain même une dissertation sérieuse, et en harmonie avec les progrès de l'art! Que cette négligence suffirait bien à elle seule pour prouver la direction vicieuse de nos études! Aussi, qui s'occupe aujourd'hui du soin de traiter ces affections? Ce sont des charlatans, qui, trouvant le champ libre, s'en sont emparés pour l'exploiter à leur profit.

L'indifférence pour l'étude des maladies chroniques et des maladies nerveuses est allée si loin de nos jours, que le scepticisme le plus désespérant est professé, parmi les médecins, sur leur nature et leur traitement. Si l'on recherche attentivement la cause de cette indifférence, on la trouvera principalement dans la difficulté que présente, en particulier, la thérapeutique de ces affections. Mais parce que des maladies sont chroniques, c'est-à-dire longues et difficiles à guérir, parce que leur étude réclame des travaux nombreux et infiniment variés, parce qu'enfin leur traitement est obscur et exige de la patience et du courage, on négligera de s'occuper de ces maladies qui font le tourment de la société, et qui, par leur continuité, jettent sur toute l'existence une tristesse pleine d'amertume! Aurait-on donc méconnu la véritable mission du médecin? Aurait-on oublié que rien ne saurait l'arrêter, lorsqu'il s'agit du bien de l'humanité? N'est-il pas le gardien fidèle et dévoué préposé à la conservation de la santé de ses semblables? Et pourrait-il trahir sa conscience et ses devoirs, sans mentir au serment solennel qu'il a prononcé en entrant dans la carrière médicale, serment sublime, qui sortit pour la première fois de la bouche de l'immortel vieillard de Cos?

Rares et peu développées dans les premiers temps de la médecine, les maladies chroniques et les maladies nerveuses sont allées sans cesse en augmentant; elles sont aujourd'hui répandues généralement. Chose remarquable! leur nombre et leur intensité paraissent avoir suivi la marche de la civilisation. Ne seraient-elles donc encore qu'un des fruits amers et inséparables du progrès social? Ces maladies sont si communes maintenant, elles se multiplient sous tant de formes différentes, leur durée est quelquefois si longue, et leur violence portée à un tel degré, que je ne crains pas de dire qu'elles sont devenues l'un des plus redoutables fléaux. Interrogez toutes les classes de la société, et toutes, sans exception, vous répondront qu'un certain nombre de leurs membres sont atteints de ces maladies ; vrais protées, elles se reproduisent sous toutes les formes, pour altérer la santé, et mettre le corps aux prises avec des souffrances continuelles. Qui n'a pas été témoin de ces affections cruelles qui, prenant l'homme au berceau pour ne le quitter qu'à la tombe, ne cessent de détruire lentement une existence pleine d'un sentiment continuel de dégoût et d'ennui, et qui n'est plus qu'un long et douloureux supplice ? Qui n'a vu de ces êtres à la frêle et délicate organisation, en proie à ces horribles souffrances, consumer dans la douleur et le désespoir une vie faite pour embellir celle de l'homme ? Qui n'a compris enfin tout ce qu'il y a d'affreux et d'affligeant dans ces maladies, dont le nom seul ôte jusqu'à l'ombre de l'espérance ?

Mais je n'ai point à tracer un tableau si pénible, qui ne pourrait qu'affliger par ses sombres couleurs, et pour lequel, d'ailleurs, je manquerais souvent d'expressions : je préfère donc passer de suite à quelques considérations importantes sur le traitement de ces affections. Je ne me dissimule pas toutes les difficultés qu'il présente ; je vois toute l'étendue des études que réclame la connaissance de ces maladies si nombreuses et si variées, et les travaux auxquels il faut se livrer, pour arriver à débrouiller le chaos qui règne encore sur leur thérapeutique. Je comprends le discernement nécessaire pour distinguer les innombrables complications qui les accompagnent presque toujours ; je ne saurais enfin oublier toute la patience que demandent les effets lents de la médication, et celle plus grande encore qu'il faut avoir pour vaincre les répugnances des malades, détruire leurs erreurs et leurs préjugés, en leur faisant comprendre la nécessité du temps et de la persévérance dans l'emploi des médicaments. Mais la médecine n'est-elle pas un art de dévouement? N'est-ce pas au prix d'un travail de toute la vie qu'on arrive à la connaissance des lois dont l'ensemble la constitue? D'ailleurs, la guérison d'une seule maladie chronique n'est-elle pas une ample récompense de toute la peine qu'on s'est donnée?

Les obstacles que présentent le traitement des maladies chroniques et celui des maladies nerveuses sont-ils aussi difficiles à vaincre qu'on le pense communément? sont-elles aussi souvent incurables qu'on se plaît à l'avancer si légèrement? J'ose répondre par la négative avec toute la conviction que me donnent l'étude sérieuse de ces maladies, et l'examen attentif et sévère d'un grand nombre de cas dont l'issue a été complétement opposée au jugement qu'on en avait porté. Non, la guérison des maladies chroniques et nerveuses n'est point impossible, quand on sait mettre sagement à contribution toutes les ressources que l'art nous présente ; quand on veut comprendre que le succès résulte presque toujours du concours de plusieurs moyens, et non de la prescription banale d'un seul médicament; lorsqu'on recherche attentivement si les agents thérapeutiques qu'on emploie conviennent réellement à la maladie contre laquelle on les dirige, et que l'on s'enquiert des nombreuses conditions dans lesquelles ils doivent être administrés pour agir favorablement. Un grand nombre de ces affections peuvent être guéries, si l'on sait discerner leur véritable nature, et les complications qui les accompagnent si souvent; si l'on reconnaît aux médicaments des propriétés particulières; enfin, si l'on varie à temps le traitement, suivant les modifications qui peuvent survenir dans la maladie.

Quels sont donc les moyens qui nous permettent d'obtenir la guérison des maladies nerveuses et des maladies chroniques? dans quelles conditions peut-on espérer d'atteindre ce but? Telles sont les grandes et importantes questions qui me resteraient à examiner; mais, plus que personne, je comprends toute leur étendue et les difficultés sans nombre que présente leur solution. D'ailleurs ce travail, auquel se sont livrés beaucoup de médecins célèbres, a été avancé sous bien des rapports. Les œuvres de Bordeu, de Dumas, de Pinel, de Broussais, etc., sont des ouvrages dans lesquels la philosophie des maladies chroniques et des maladies nerveuses, leur étiologie, et quelques autres parties, sont traitées avec une supériorité de talent à laquelle il est rarement permis d'atteindre. Mais pour tout médecin vraiment praticien, il est impossible de se dissimuler que la thérapeutique ne soit la partie faible de tous ces immortels travaux. Mon désir le plus vif et ma plus grande espérance sont de combler un jour cette lacune, laissée par tous ces auteurs; dans ce mémoire, je veux seulement indiquer les causes principales qui font négliger le traitement de ces maladies, et faire connaître la marche que je regarde comme la plus sûre pour obtenir leur guérison.

J'ai déjà dit que l'oubli dans lequel est tombée la thérapeutique me paraissait être la cause principale de la négligence avec laquelle on s'occupe des maladies chroniques et des maladies nerveuses. En effet, sans le secours de cette partie de la médecine, point de guérison possible. Les émissions sanguines, la diète et l'eau, moyens dont on peut concevoir l'efficacité dans les maladies inflammatoires aiguës, sont ici entièrement impuissantes, et presque toujours nuisibles. Ce serait en vain que les physiologistes considéreraient les affections chroniques et nerveuses comme étant de même nature que les maladies aiguës, et réclamant la même médication : tous les faits sont en contradiction avec cette opinion. Elles doivent être essentiellement différentes, puisque les moyens qui réussissent dans les unes sont nuisibles dans les autres. Cette différence est si frappante, que les physiologistes eux-mêmes ne craignent pas d'employer dans les premières des médicaments qu'ils proscrivent dans le traitement des maladies aiguës. Pour moi, je ne puis voir dans cette contradiction qu'une preuve de plus en faveur de l'opinion que j'ai émise ailleurs sur la nature de l'inflammation. Je l'ai considérée comme une espèce d'épiphénomène, accompagnant presque toutes les affections aiguës, mais n'étant jamais la maladie réelle. Cette vérité est si évidente, qu'elle me paraît confirmée par l'observation de presque tous les faits. Ainsi, par exemple, un coup, une chute, la présence d'un corps étranger dans nos organes, etc., produisent des symptômes toujours semblables, dont l'ensemble constituera l'inflammation ; le traitement antiphlogistique combattra ces symptômes et détruira complétement le mal. L'introduction du virus syphilitique est aussi le plus souvent accompagnée d'une inflammation, que les émissions sanguines, etc., font disparaître. Est-ce là, néanmoins, toute la maladie? n'y a-t-il plus rien à faire lorsqu'on a combattu l'inflammation? On a guéri quelques symptômes; mais l'on n'a rien fait encore pour la maladie réelle, qui réclame une médication spécifique longue et difficile. N'en est-il pas de même pour la variole et pour tant d'autres affections qui ne disparaissent pas, quoique les phénomènes inflammatoires aient entièrement cessé?

Je ne m'appesantirai pas sur la nature et les causes des maladies chroniques et nerveuses; qu'il me suffise de bien constater qu'elles ne sont point analogues aux maladies aiguës, que leur traitement doit être essentiellement différent, et que, sans le secours de la thérapeutique, on ne saurait espérer leur guérison. Ces importantes vérités ressortent évidemment de l'ensemble des travaux des auteurs célèbres que j'ai déjà cités, et auxquels on peut ajouter Baillou, Sydenham, Rivière, Stahl, Hoffmann, Boerhaave, Cheyne, Selle, Sauvages, Vogel, Cullen, Van Swieten, Willis, Morton, Whytt, Lorry, Lind, Bacher, Tissot, Hunter, Chrichton, T. Reid, Barthez, Frank, Willan, Duncan, Portal, Hufeland, Corvisart, Reil, Swediaur, etc.

Les moyens que réclame la guérison de ces maladies appartiennent aux trois grandes divisions qui, depuis longtemps, sont établies dans la science : les moyens thérapeutiques, les moyens hygiéniques, et les moyens moraux. Leur importance présente des différences essentielles à connaître ; elle varie suivant les circonstances infiniment nombreuses dans lesquelles ils peuvent agir, et que mille circonstances particulières modifient sans cesse. Il est impossible d'établir aucune classification exacte dans ces trois séries de moyens ; car où serait la ligne de démarcation ? Se fonderait-on sur les caractères de leur nature propre ? Mais qui distingue réellement, et d'une manière tranchée, une partie des moyens qui sont du ressort de l'hygiène, de ceux que fournit la thérapeutique ? Aurait-on recours à leur manière particulière d'agir ? Cette base serait bien moins solide, et beaucoup plus incertaine que la première : en effet, quelle différence y a-t-il entre le mode d'action de la plupart des médicaments et celui d'un grand nombre de substances dont l'étude regarde l'hygiène ? Mais pourquoi attacher une aussi grande importance à des classifications dont on a tant abusé, et qui ont surtout pour inconvénient d'introduire dans les esprits faibles des idées de séparation absolue, entièrement contraires à tout ce qui existe ? La nature ne présente jamais en rien une ligne de démarcation complète ; tout se tient par des liens plus ou moins étroits, tout peut être distinct, mais rien n'est séparé. C'est ainsi qu'au coucher du soleil nous voyons l'horizon offrir des couleurs infiniment variées, mais tellement confondues, qu'on ne saurait dire où l'une commence et où l'autre finit. Cependant, comme ces classifications sont admises depuis longtemps dans la science, je les suivrai, seulement pour guider notre marche.

DES MOYENS THÉRAPEUTIQUES.

La thérapeutique, que je confondrai ici avec la matière médicale, est la science des médicaments, et l'art de les appliquer aux maladies. Elle réclame des études longues et difficiles, et peut conduire aux plus heureux résultats, particulièrement dans le traitement des deux grandes classes d'affections qui font le sujet de cet ouvrage : essayons donc d'en montrer toute l'importance. Et d'abord, qu'est-ce qu'un médicament? qu'est-ce que la thérapeutique? J'appelle médicament toute substance qui agit sur une maladie, et tend à la guérir; la thérapeutique consiste dans un ensemble de principes fixes dans leur essence; mais les conditions nombreuses au milieu desquelles ils se présentent leur donnent un caractère de variabilité presque infini. Partout, dans l'univers, on retrouve ces caractères de fixité et de variabilité unis, mais offrant des différences essentielles qui les distinguent. Les premiers assurent cet ordre admirable que l'on rencontre dans la nature, et servent seuls à établir des distinctions réelles entre tous les êtres; ils sont la plus haute expression possible de l'unité d'un principe créateur. Les seconds constituent cette brillante diversité répandue avec tant de profusion dans tous les objets de la création, et c'est cette variété infinie qui rompt l'uniformité et la monotonie inhérentes à l'unité.

L'existence de ces deux espèces de caractères s'offre surtout d'une manière frappante dans l'étude des êtres organisés. Ainsi une plante a en elle des caractères fixes d'où elle tire sa physionomie constante, et qui constituent son essence, aussi invariable que son principe primitif. Mais, au milieu de ces parties toujours semblables, il y en a d'autres sujettes à varier sous l'influence de tous les agents capables de modifier sans cesse certains caractères, et de faire subir à la plante des changements quelquefois si grands, que nos yeux pourraient presque méconnaître sa véritable nature. Sa grandeur, sa coloration, etc., ne sont pas les mêmes suivant le pays, le sol, dans lesquels elle se développera: la culture, la nature du terrain, etc., apporteront aussi des modifications d'autant plus sensibles, qu'un plus grand nombre de conditions auront agi en même temps. Mais ces changements paraîtront-ils jamais suffisants au botaniste exercé, pour lui faire confondre cette plante avec une autre? Non, car ces modifications ne portent que sur des caractères variables de leur nature, et n'atteignent jamais ceux qui constituent l'essence propre de cette plante.

On retrouve ces deux ordres de caractères dans toutes les sciences naturelles, qui sont, à proprement parler, la connaissance des phénomènes offerts par les êtres vivants, et leur classification systématique, suivant leurs plus ou moins grandes analogies. La thérapeutique doit donc aussi présenter ces deux ordres de caractères, puisqu'elle n'est que l'application des moyens médicamenteux aux maladies du corps humain. Cet art a ses lois fixes et invariables, et ses lois mobiles, soumises à l'influence d'une infinité d'agents différents: c'est là une de ces vérités fondamentales dont l'oubli a fait méconnaître la véritable nature de la thérapeutique. C'est pour n'avoir pas fait cette distinction, que Bichat a commis une grande erreur en voulant établir une différence essentielle entre les lois qui gouvernent le monde et celles qui président aux fonctions de la vie. En effet, des irrégularités peuvent avoir lieu dans les lois physiques, comme on en observe dans celles qui régissent les êtres vivants; seulement elles sont plus rares dans les premières, parce que les conditions dans lesquelles elles se trouvent placées sont moins sujettes à varier. Mais supposez que l'air change de densité, où sera la régularité dans la chute d'un grave? Rendez l'eau plus ou moins légère, et vous modifierez la vitesse du courant, etc. Les lois de l'organisme paraissent donc plus irrégulières, parce qu'elles sont sans cesse influencées par les nombreux agents qui nous entourent; ce qui ne saurait suffire néanmoins pour établir une différence réelle entre ces deux ordres de lois. N'y a-t-il pas, en effet, des hommes qui jouissent d'une santé parfaite, et chez lesquels, par conséquent, les fonctions se font avec une régularité extrême? Chez d'autres, au contraire, ne sont-elles pas à chaque instant troublées par de continuels dérangements? D'ailleurs, en changeant les conditions, ne pouvons-nous pas modifier à volonté les lois physiques, aussi bien que les lois organiques? La confusion entre ces deux genres de caractères a été l'une des causes principales du peu de progrès qu'a fait la thérapeutique.

Partant de ces données fondamentales, que je ne puis développer ici, mais qu'il me paraît impossible de ne pas admettre, voyons quelle est la valeur des accusations portées contre la thérapeutique. L'incertitude où nous sommes sur l'action des médicaments, voilà la cause ou le prétexte de leur proscription. Mais à quoi tient cette incertitude? N'est-ce pas d'abord à la faiblesse de nos lumières, qui ne nous permettent pas toujours de déterminer les conditions favorables à l'action d'un médicament, et de discerner les contre-indications qui s'opposent à son emploi et à son efficacité? N'est-ce pas aussi parce que, aveuglés par un esprit de systématisation trop absolu, nous avons voulu, pour ainsi dire, forcer les faits à recevoir leur sanction de l'esprit humain? N'est-ce pas, enfin, parce que nous avons abandonné l'étude longue et difficile de la thérapeutique, pour nous livrer exclusivement à celle, bien plus aisée assurément, des fonctions physiologiques, et des symptômes pathologiques? On voudrait la perfection dans un art qu'on a privé de toutes les lumières que les progrès de la science auraient pu lui procurer, dans un art qu'on a délaissé, proscrit, et auquel même on refuse encore aujourd'hui le droit d'existence! Qu'a-t-on fait pour la thérapeutique, surtout depuis que le talent semble consister à défendre une hypothèse captieuse par des arguments plus captieux encore? N'a-t-on pas le plus souvent usé toutes ses facultés à circonscrire ce qui est indéfini et incoercible? On a passé de longues années dans l'étude des plus minutieux symptômes des maladies, dans celle des traces réelles ou fictives que ces dernières laissent après la vie; on est allé même jusqu'à vouloir trouver dans l'anatomie pathologique une méthode infaillible de traitement; mais elle n'est qu'une lumière posthume, ne servant à éclairer que la mort: on a enfin tout étudié, tout approfondi, excepté la partie essentielle, la thérapeutique.

Comme toutes les autres sciences, la thérapeutique ne réclame-t-elle pas d'ailleurs le concours d'un grand nombre d'intelligences pour arriver à la perfection? Eh bien! je le demande encore, quels génies ont réuni leurs travaux pour répandre la lumière dans cette partie de la médecine? Où sont les études dirigées vers un même but, et *colligeant* les faits dans un même esprit, pour en faire sortir ces règles fixes, véritables bases de tout monument scientifique? Ouvrez l'histoire de la médecine, et chaque page vous apprendra que la plupart des grandes intelligences ont été comme autant de rayons divergents placés dans des miroirs de forme différente.

L'incertitude en thérapeutique tient donc en grande partie à la négligence dans laquelle on a laissé cette partie de l'art médical. Supposez qu'on ait fait pour elle ce qui a eu lieu pour d'autres sciences; supposez que tous les grands médecins modernes aient réuni leurs efforts, et travaillé à son avancement, dans la même direction, quels ne seraient peut-être pas actuellement les progrès de cet art, qui repose tout entier sur l'observation rigoureuse, patiente et laborieuse des faits médicinaux. Quoi! lorsque la thérapeutique nous montre le quinquina, et d'autres médicaments que nous employons avec tant de succès aujourd'hui, quand elle nous présente la découverte de la vaccine capable à elle seule d'éterniser sa puissance, et de prouver toute l'étendue de son pouvoir, nous désespérerions de son avenir et de son avancement!

Une seconde accusation est celle qu'on motive sur l'inconstance des remèdes: ainsi, dit-on, quelle confiance peut-on accorder à un médicament qui agit dans un cas, et ne produit aucune action dans un autre absolument semblable? D'abord, je nie la vérité de ces faits et les conséquences qu'on en déduit, et je dis qu'un médicament qui a guéri une maladie, même une seule fois, aura toujours le pouvoir de la combattre avantageusement. Ne serait-il pas antilogique, et contraire à tous les faits, d'admettre qu'une même cause, agissant dans des conditions analogues, pût produire des effets dissemblables? Mais quelle est la raison de ces différences qu'on observe effectivement à chaque instant dans l'emploi des médicaments? Elles tiennent positivement à ce que toutes les conditions n'étaient pas les mêmes, et à ce que les nombreuses données dont se compose toute médication n'avaient pas été remplies. Ces deux maladies étaient-elles dues à la même cause? Étaient-elles toutes deux dans la même période, et exemptes de toute complication? Existaient-elles chez des individus en rapport d'âge, de tempérament, de sexe, de caractère, etc.? Ont-elles été traitées dans le même pays, dans la même saison, dans les mêmes conditions atmosphériques, etc.? Les médicaments administrés étaient-ils les mêmes, et sous une forme semblable? La préparation pharmaceutique n'avait-elle apporté aucune modification dans leurs propriétés? Leur emploi a-t-il été fait à dose convenable, et continué aussi longtemps dans les deux cas, etc.? En un mot, a-t-on tenu compte de tant de circonstances qu'il est si rare et si difficile de trouver réunies?

Telles sont néanmoins toutes les questions qu'il faudrait pouvoir résoudre pour arriver à la précision qu'on réclame dans la médecine pratique, et pour avoir le droit de nier l'identité d'action du même médicament, dans des maladies semblables. Or, je le demande, a-t-on même essayé de le faire, depuis que l'on a trouvé plus simple de révoquer en doute l'utilité des médicaments, et d'abandonner au hasard de quelques règles d'hygiène des maladies qui résistent toute la vie aux efforts impuissants de la nature, dans laquelle on place trop souvent une confiance illimitée.

Une troisième raison qui a fait négliger la thérapeutique, c'est l'impossibilité où nous sommes de comprendre le mode d'action des médicaments. Le dirai-je? je suis encore à me rendre compte d'une pareille objection. Telle est néanmoins la logique des systématiques : ils s'appuient sur les faits, mais seulement sur ceux dans lesquels ils peuvent trouver un côté favorable aux théories qu'ils défendent, et rejettent sans le moindre examen tous ceux qui contrarient leurs idées. Tandis qu'ils étudient les premiers avec la plus scrupuleuse attention, qu'ils examinent et mettent en relief même les caractères les plus insignifiants, les autres, au contraire, sont passés sous silence; on tait leurs caractères importants, on étouffe la lumière que leur sage interprétation pourrait faire jaillir, et l'on se débarrasse de leur clarté importune en les reléguant dans les régions mystérieuses, et qui, dit-on, répugnent à la raison.

Examinons, toutefois, quelle est la valeur de ce raisonnement qui a conduit aux conséquences les plus déplorables pour l'art de guérir; voyons sur quelles bases fragiles il repose. Et d'abord, est-ce réellement l'obscurité qui entoure l'action des médicaments qui porte à les rejeter? Mais alors, qu'admettra-t-on dans la science? Est-il un seul fait qui n'ait son côté obscur et ténébreux? en est-il un dans toute la nature qui soit complétement connu, et dans son essence et dans les causes qui l'ont produit? Je prendrai pour exemple celui qui sert de pivot à la doctrine physiologique. Examinons : l'inflammation, dit-on, est un état pathologique toujours produit par une stimulation, et caractérisé par la rougeur, le gonflement, la chaleur et la sensibilité. Cette définition ne saurait suffire pour faire comprendre entièrement cet état, car il restera encore à connaître sa véritable nature, et celle des causes qui l'ont produit. A quoi sont dus le gonflement, la rougeur et les autres phénomènes de l'inflammation? Répétera-t-on qu'ils se sont développés sous l'influence de causes dont l'essence nous échappe? On admet donc des inconnus? Ainsi toutes les règles établies par le physiologisme ne reposent-elles pas alors sur l'existence de phénomènes enveloppés de mystères?

Pour revenir à un fait plus directement en rapport avec le sujet que je traite, prenons la saignée, qui, pour les physiologistes, est la panacée universelle : sait-on comment et de quelle manière agit cette opération? Est-ce seulement en désemplissant les vaisseaux engorgés, comme on l'a avancé si souvent? L'inflammation n'est donc alors qu'un simple engorgement mécanique, ne réclamant, pour tout traitement, qu'une opération chirurgicale. Mais l'engorgement n'est qu'un des symptômes de l'inflammation; que deviennent la rougeur, et les autres phénomènes qui l'accompagnent presque toujours? Qui les fait disparaître? est-ce la saignée? Ces derniers symptômes n'ont donc aucune valeur, puisque leur existence dépend de celle du premier, et que le moyen propre à combattre celui-ci fait également cesser les autres? Comment l'engorgement tient-il ainsi sous sa dépendance plusieurs autres phénomènes, qui concourent aussi bien que lui à caractériser un état pathologique? Cette suprématie absolue ne suppose-t-elle pas des différences, soit dans la nature même du phénomène, soit dans celle des causes qui l'ont produit? Mais alors la plus simple logique devrait conduire à caractériser l'inflammation par le symptôme prédominant, celui dans lequel viennent s'absorber tous les autres? La médecine pourrait ainsi être réduite à ces trois grandes règles *quintessenciées:* physiologie, *circulation;* pathologie, *engorgement;* thérapeutique, *émission sanguine.*

Mais si tout peut se réduire à une action purement mécanique, si tout, dans le traitement des maladies, doit se borner à faire cesser l'inflammation, comment se fait-il que des médicaments très-irritants la détruisent, dans certains cas, avec une promptitude extrême? Comment, par exemple, le nitrate d'argent peut-il guérir la conjonctivite aiguë? N'est-ce pas là une chaîne infinie de mystères que nous ne parviendrons jamais à dévoiler? Si vous voulez tout comprendre, renoncez à la médecine, comme à toute autre espèce de science, car depuis les phénomènes les plus simples, jusqu'aux fonctions merveilleuses des organes du corps humain, tout est enveloppé de mystères, d'autant plus profonds et impénétrables, qu'on s'élève plus haut dans l'examen de notre être.

L'ignorance où nous sommes sur l'action des médicaments ne saurait donc suffire pour nous en faire abandonner l'emploi; car, pour admettre un fait, nous n'avons pas besoin de pouvoir l'expliquer: ce serait retomber dans le système absurde des rationalistes purs, plus voisin qu'on ne le pense du scepticisme, qui est allé jusqu'à nier la lumière et l'existence. Il suffit que l'expérience, soutenue par le raisonnement, nous ait démontré qu'une cause placée dans des circonstances données produit toujours le même résultat, pour qu'il soit inutile de rechercher comment cet effet a été déterminé. Je dirai même que c'est à cette seule série de connaissances qu'il nous est, en général, permis d'atteindre: tout le reste rentre dans le domaine des causes finales ou causes premières, et de la nature intime des choses, toujours couvertes d'un voile impénétrable, que nos facultés bornées ne pénètreront probablement jamais. J'ose le dire, si un pareil raisonnement venait à prévaloir, il faudrait désespérer de la science. En effet, que pourrait devenir la médecine, avec un système qui tendrait à effacer tous les faits incompréhensibles? Ainsi, ne faudrait-il pas rejeter tous les médicaments, nier les avantages de la vaccine, opération pleine de mystères, et renoncer aussi à la saignée, puisque nous ne pouvons comprendre son mode d'action? Mais c'est trop s'arrêter à d'aussi misérables sophismes, dont le temps et la raison ont déjà fait justice. Toutes les objections faites en vue de discréditer la thérapeutique ne portent en elles aucun caractère de vérité ni de franchise, et, loin de prouver son impuissance et son inutilité, elles sont, au contraire, le témoignage le plus frappant des excès et des erreurs dans lesquels on tombe, lorsqu'on s'écarte des vrais préceptes de la médecine.

Après avoir combattu les objections au moyen desquelles on était arrivé à faire négliger l'étude de la thérapeutique, et signalé les causes principales qui s'opposent à l'identité d'action dans les médicaments, voyons quelles sont les règles qui doivent présider à leur emploi, et les conditions à remplir pour assurer leur efficacité. L'examen de ces règles nous révélera sans doute les nombreuses difficultés qui se présentent, pour obtenir des médicaments une action toujours analogue; mais il nous montrera en même temps tout ce qu'on peut attendre d'une science si féconde en résultats avantageux.

La thérapeutique étant l'art de guérir les maladies, il semble au premier abord que leur connaissance soit absolument nécessaire pour recourir aux moyens propres à les combattre; car, dit-on, employer des armes contre un ennemi inconnu, c'est frapper en aveugle, et s'exposer à être vaincu. Mais tout en admettant la nécessité de cette étude, je crois avoir prouvé suffisamment qu'une connaissance plus étendue des maladies ne conduit pas toujours à une plus grande précision thérapeutique : ainsi, depuis que les progrès de la science sont venus nous éclairer sur la nature du croup, nous ne le guérissons pas mieux qu'auparavant; pourquoi cela? parce que la pseudomembrane, dont l'anatomie pathologique nous a révélé l'existence, n'est que l'effet d'une cause cachée, contre laquelle il faudrait pouvoir diriger la médication, au lieu de combattre un symptôme, capable sans doute de produire à son tour des accidents graves; mais qui n'est point cependant la cause principale de la mort.

Si les principes que je défends paraissent en opposition avec le rationalisme, si l'on m'accuse de préconiser l'empirisme, je dirai que c'est au moins un empirisme raisonnable, et qui peut seul conduire aux plus beaux résultats pratiques. Il m'apprend à choisir mes aliments, quoique je ne sache pas ce que c'est que l'alimentation ; il m'engage à goûter le repos, quoique je ne puisse comprendre la nature du sommeil ; il me fait prendre toutes les précautions nécessaires pour conserver la santé, quoique j'ignore complétement en quoi elle consiste. Si c'est là ce qu'on appelle empirisme, je demanderai alors à quoi ce nom n'est pas applicable ; car il n'est pas de fait dont nous ayons une connaissance pleine et entière, et je me bornerai à poser cette question : Quel est le plus sage, de celui qui, soumettant sa raison à l'autorité des faits recueillis depuis près de trois mille ans, consulte l'expérience, et cherche à interpréter et à suivre les lois qu'elle a établies ; ou bien de celui qui, niant toute la science du passé, fait consister la raison à expliquer tous les phénomènes suivant des idées préconçues, trace à la mesure de son intelligence un cercle hors duquel il ne voit que chimère, mensonge, erreur, rappelant ainsi la folie du fougueux Chirac, qui s'écriait : « Petite vérole, tu as beau faire, je t'accoutumerai à la saignée ? »

Les circonstances qui favorisent ou entravent l'action des remèdes sont de deux ordres distincts : celles qui sont relatives aux maladies, et celles qui ont trait aux médicaments eux-mêmes. Les premières comprennent tout ce qui a rapport aux changements occasionnés dans les maladies, par les nombreux modificateurs qui nous entourent, et l'influence que les modifications peuvent exercer sur l'action des médicaments. Ainsi le climat, l'habitation, la saison, la constitution atmosphérique, la direction des vents, l'heure du jour, etc.; l'âge, le tempérament, le sexe du malade, ses habitudes, sa disposition morale, ses facultés intellectuelles, etc.; la nature de la maladie, son intensité, ses phases, etc., sont autant de circonstances dont il faut tenir compte, dans le traitement de toute espèce de maladies. Mais que de difficultés pour arriver à saisir le rôle que joue chacune d'elles! Que d'étude pour pouvoir discerner leur degré d'influence, dans l'action des médicaments! Que de tact, enfin, que de jugement et d'attention pour bien comprendre leur importance dans chaque maladie, et régler l'emploi des moyens thérapeutiques, sur les changements qu'elles peuvent déterminer! Et cependant, combien toutes ces connaissances ne sont-elles pas nécessaires, quand on veut être conduit par des règles sûres dans les voies si difficiles de la médecine pratique. Sans cette étude, qui est, pour ainsi dire, le vrai *criterium* de toutes nos données thérapeutiques, la médecine ne serait-elle pas une science de hasard, et l'empirisme le plus grossier? Ainsi, par exemple, les constitutions atmosphériques apportent des modifications plus sensibles que l'âge, le tempérament, etc., dans l'action d'un médicament employé pour des maladies semblables. Cette vérité, d'une importance immense, me paraît parfaitement démontrée par les observations si remarquables de l'illustre Sydenham, et par un grand nombre de faits plus récents, parmi lesquels je citerai le suivant:

M. Mestivier était, en 1809, à Moscou, où les fièvres intermittentes règnent deux fois par an. En général, ces fièvres cèdent fort bien au quinquina; mais, cette année, elles résistèrent. Il y avait là un médecin sans réputation, qui, au début de toutes les maladies, administrait la potion de Rivière; il traita les fièvres intermittentes de la même manière, et il réussit. Le bruit de ces succès parvint jusqu'à M. Mestivier, qui imita la pratique de son confrère, et fut aussi heureux. Quelque temps après, il fut appelé en consultation par le docteur Schwitz, pour une dame tourmentée depuis un an par une fièvre quarte, dont elle ne pouvait se débarrasser : on avait tout essayé. Le médecin français se fit rendre compte de la maladie, et, en apprenant qu'elle datait de l'époque à laquelle les fièvres s'étaient montrées rebelles à l'action du quinquina, il prescrivit la potion de Rivière, en souvenir des succès qu'il en avait obtenus : cette heureuse inspiration eut le meilleur résultat (1).

Combien ces faits me paraissent dignes de toute notre attention ! Quelle voie large et féconde n'ouvrent-ils pas aux recherches de ceux qui en comprennent toute l'importance ! A quelle précision thérapeutique ne nous serait-il pas permis d'atteindre, si, nous dépouillant de toute idée étroite et systématique, nous entrions franchement dans l'examen sévère et patient des faits, et si nos efforts tendaient sans cesse à déterminer l'action réelle de tous les modificateurs.

La seconde série des causes capables de modifier l'action des médicaments n'est pas moins étendue, ni moins importante que la première. Ainsi, la forme sous laquelle ils sont administrés, les nombreuses préparations pharmaceutiques qu'on leur fait subir, le degré de division, la dose à laquelle ils sont donnés, les altérations qu'ils peuvent éprouver par leur combinaison avec tous les autres corps, etc.; si c'est un médicament tiré du règne végétal, l'époque et même l'heure du jour auxquelles il a été cueilli; la partie et l'âge

---

(1) La relation de ce fait est extraite d'une lettre pleine des réflexions les plus sages, sur l'appréciation des faits en thérapeutique, et publiée par M. Bousquet, dans le 1er volume du *Bulletin de thérapeutique*.

de la plante qui l'a fourni, etc., sont autant de circonstances capables de modifier les propriétés des médicaments, et de rendre nul ou même dangereux leur emploi. Aurais-je besoin de citer des exemples à l'appui de ces vérités capitales, et d'une importance telle, que leur oubli entraîne toujours l'insuccès des médications, si même elles ne deviennent pas nuisibles au malade? Mais qui ne connaît les changements vraiment extraordinaires qu'apporte, dans les propriétés des corps de même nature, une minime différence dans l'un des éléments qui les constituent. Comment se fait-il, par exemple, que quelques atomes de plus de gaz chlore donnent au deutochlorure de mercure un degré d'action qui surpasse infiniment celui du protochlorure de la même base? Comment la combinaison diminue-t-elle l'activité des poisons les plus violents? Et, ce qui est bien plus incompréhensible encore, comment chacune des substances combinées perd-elle ses propriétés pour en revêtir d'autres essentiellement différentes? Ainsi la potasse, la soude, et l'acide sulfurique sont des corps irritants, et le sulfate de soude ou de potasse est un léger purgatif.

Voilà des mystères que la chimie n'approfondira jamais; ils suffisent bien sans doute pour abaisser les prétentions exagérées de cette science, et prouver son impuissance à nous révéler la nature intime des corps, et surtout la raison de leurs propriétés: celles-ci tiennent à une force cachée qui nous reste inconnue, mais que le raisonnement et l'observation ne nous permettent pas de nier. La chimie, n'ayant pour instruments que la matière, doit avoir pour limites cette même matière : les lois qui régissent les corps lui échappent, et c'est en vain qu'elle prétendrait en posséder le secret.

Je ne déterminerai point ici le degré d'influence que ces nombreux modificateurs peuvent avoir chacun en particulier. Il m'a suffi d'en signaler toute l'utilité, dans le traitement des maladies chroniques, et dans celui des maladies nerveuses, et il n'est personne qui n'en ait senti toute l'importance dans l'expérimentation clinique, seule base solide de la médecine pratique. Aussi, le vice radical de presque toutes les observations publiées depuis trente ans tient-il le plus souvent à la négligence d'une ou de plusieurs de ces circonstances, ou au défaut de connaissances suffisantes, soit de la physiologie, soit du diagnostic, soit enfin de la thérapeutique en général.

Examinons maintenant quelle est la valeur réelle des médicaments, et quels sont les moyens de constater leurs propriétés : questions immenses, que je n'essaierai pas de résoudre complétement ici, réservant pour un ouvrage plus important tous les détails que réclame un sujet de cette nature, et digne à tous égards de nos plus sérieuses méditations. Je ne ferai qu'indiquer sommairement les principales raisons qui nous autorisent à admettre dans chaque médicament une vertu propre, spécifique, et signaler l'erreur dans laquelle on est souvent sur l'action thérapeutique des remèdes.

Depuis les temps les plus reculés jusqu'à la fin du XVIIIe siècle, on a généralement reconnu aux médicaments des propriétés particulières pour combattre les maladies. Les médecins de tous les âges ont joint leur assentiment au jugement unanime de tous les peuples, et l'art n'a jamais cessé d'opérer, par leur moyen, un grand nombre de guérisons. L'abus qu'on en a fait a souvent, il est vrai, produit des accidents; mais on a toujours su distinguer cet abus de leur sage emploi. Le physiologisme est peut-être la seule doctrine qui ait proscrit les médicaments d'une manière absolue. Singulière coïncidence avec le philosophisme, qui a cherché à détruire une religion professée par tant de nations différentes, et contre laquelle s'étaient si souvent brisés les efforts impuissants de monarques et de grands génies.

Mais le physiologisme, comme le philosophisme, n'a eu qu'un règne éphémère, et chaque jour voit tomber une pierre de cet édifice, qui éblouissait par ses dehors séduisants, mais dont l'intérieur ne renfermait que des objets trompeurs et sans solidité. Ceux qui ont assisté à la naissance de cette doctrine peuvent seuls conserver quelques illusions. L'importance de la thérapeutique ne saurait plus être contestée, et tous les bons esprits reconnaissent aujourd'hui que, sans le secours des médicaments, la médecine reste le plus souvent impuissante dans le traitement des maladies, et particulièrement dans celui des affections chroniques et nerveuses. Mais ici se présente l'une des considérations les plus utiles : quelles sont les propriétés des médicaments? Y a-t-il des spécifiques? Questions capitales, dont la solution importe surtout à la médecine pratique. Essayons donc de jeter quelque jour sur un sujet d'une étendue pour ainsi dire immense.

Et d'abord que doit-on entendre par spécificité? Ce mot, pris dans son sens étymologique, et dans sa véritable acception, signifie *spécial*, *propre à*... Il indique la puissance particulière d'un corps à produire une action déterminée. Cette puissance se rencontre partout dans la nature; elle résulte nécessairement des différences qui s'observent entre tous les êtres. Rien d'identique dans l'univers : comment dès lors deux choses dissemblables pourraient-elles jamais avoir des vertus analogues? La variété dans les caractères d'un corps n'en implique-t-elle pas nécessairement une dans son essence, et par conséquent dans ses propriétés, qui ne sont, à proprement parler, que la manifestation de cette essence mise en action? La lumière a reçu pour caractère spécial d'agir sur l'œil, et jamais les rayons lumineux ne perdront cette faculté, qui est l'expression réelle de leur nature. Les sons ont été destinés à l'oreille, et les ondes sonores conserveront immuablement la puissance d'affecter cet organe. Il en est de même pour tous les objets créés. A chaque être, à chaque corps, ont été dévolus des caractères particuliers, en vertu desquels ils doivent jouir de propriétés spéciales. Si tout n'était pas distinct, séparé par des caractères propres, essentiels, le monde n'existerait pas, ce serait le chaos.

En médecine, le mot de spécificité s'entend de la propriété que possèdent les médicaments de combattre une maladie déterminée. Partant des principes précédemment énoncés, nous devons reconnaître à chacun d'eux une faculté particulière, puisque tous les agents de la thérapeutique offrent des caractères différents, et qu'une variété de forme et de composition dans un corps en suppose nécessairement une dans ses propriétés et dans son mode d'action. La spécificité, prise dans ce sens, indique un résultat. Tout résultat suppose deux choses : les causes qui agissent, et les conditions au milieu desquelles se développe l'action. Si les unes et les autres étaient toujours les mêmes, les résultats ne varieraient jamais ; mais nous avons vu combien sont sujets à changer et les médicaments, agents de la spécificité, et plus encore les maladies, qui constituent les conditions dans lesquelles ceux-ci agissent. Ces conditions peuvent modifier, ou même rendre complétement nulle l'action des médicaments. Leur influence explique toutes les différences qu'on observe dans les effets produits par la même cause. Mais la variété dans les résultats obtenus par l'emploi du même remède doit-elle autoriser à en conclure la non-existence d'une spécificité dans les médicaments? Non, assurément; car cette variété tient à l'impuissance où nous sommes de pouvoir toujours déterminer les conditions favorables à leur identité d'action. Nier la spécificité, parce que nous ne pouvons l'obtenir, c'est prendre notre pouvoir pour les limites du possible et du vrai; c'est supposer que notre ignorance peut impliquer la nullité des faits.

Tout démontre donc la spécificité dans les médicaments ; mais ceux-ci ne la possèdent que virtuellement, *in potentia*. Ainsi que nous l'avons reconnu, mille causes différentes peuvent modifier ses caractères, et empêcher même sa manifestation. On ne saurait alors la considérer d'une manière absolue, comme on s'est obstiné à le faire, particulièrement de nos jours. Aussi, combien ne sont pas fausses et incomplètes les idées de la plupart de ceux qui ont traité ce sujet! En vain j'ai cherché une définition exacte de ce mot: presque tous les auteurs l'ont mal compris, et l'ont interprété suivant leurs théories. Sauvages appelait spécifique tout médicament ayant une action élective sur un organe particulier; c'est aussi l'opinion d'un assez grand nombre de médecins modernes. Pour Nysten, les spécifiques sont les remèdes inconnus dans leur mode d'action; c'est dire que tous les médicaments sont des spécifiques. Mais sans m'arrêter aux définitions qu'en ont données beaucoup d'autres auteurs, je me bornerai à citer celle qu'on trouve dans le *Dictionnaire des sciences médicales*, parce qu'elle a été adoptée par la plupart des médecins de notre époque, et par tous les physiologistes: « Il n'y a de spécifiques, dit l'auteur de l'article, que les médicaments propres à guérir *sûrement et toujours* une maladie. » Que signifie une pareille définition? En a-t-on réellement compris le sens? Devons-nous la prendre au sérieux, ou ne la considérer que comme l'une de ces contradictions dans lesquelles tombent si souvent les systématiques, lorsque, voulant tout expliquer par leur principe, ils plient les faits à leurs idées préconçues, et les forcent à entrer dans le cercle étroit de leurs théories exclusives ? Les vices de cette définition sont si évidents, les conséquences fausses et dangereuses qui en découlent sont si nombreuses, que son admission générale restera comme l'une des preuves les plus frappantes de notre tendance à adopter des opinions toutes faites, sans nous donner la peine d'approfondir les raisons qui les ont fait admettre. Ne vouloir reconnaître de spécificité que dans les médicaments qui ont la propriété de guérir *sûrement et toujours*, n'est-ce pas demander l'absolu, et par conséquent l'impossible? N'est-ce pas supposer que la lumière ne jouit point de la propriété spécifique de produire la vision, puisqu'il y a des yeux insensibles à l'action des rayons lumineux ? N'est-ce pas nier que les aliments ont pour destination spéciale la nutrition, puisqu'il y a des estomacs qui ne digèrent pas ?

Comment donc des hommes graves et sérieux ont-ils jamais pu sanctionner de pareils principes? Comment n'ont-ils pas vu que si la spécificité pouvait exister dans ce sens, ce serait réduire la médecine à une sorte de fatalité aveugle, et prouver l'inutilité du raisonnement? En effet, si les médicaments devaient nécessairement et toujours guérir, à quoi serviraient les règles au moyen desquelles nous pouvons discerner les causes innombrables qui s'opposent à leur identité d'action? Ne suffirait-il pas de savoir qu'un remède a la propriété de guérir une maladie, pour avoir le droit de l'employer, quelles que fussent les différences de temps, d'âge, de tempérament, etc.? Ainsi, par exemple, le hasard a démontré, il y a environ deux cents ans que le quinquina était propre à combattre la fièvre intermittente : dès lors, il n'en faudrait pas davantage, et toute personne qui saurait reconnaître cette maladie (ce qui n'est pas difficile) pourrait la guérir à coup sûr. Peu importerait la dose, la forme du médicament, etc., l'inflammation de l'estomac, et les mille autres contre-indications. Les vertus du quinquina, étant reconnues spécifiques, absolues, ne devraient-elles pas être supérieures à tous les obstacles, et amener *sûrement* la guérison?

De tout ceci, concluons donc que la spécificité existe dans les médicaments : le raisonnement, d'accord avec les faits, en démontre l'existence; mais elle n'a rien d'absolu, et réclame un plus ou moins grand nombre de conditions. Celles qui favorisent l'action spécifique de plusieurs remèdes nous sont connues; mais nous ignorons encore les moyens propres à déterminer celle d'un grand nombre d'autres agents thérapeutiques. Est-ce une raison néanmoins pour qu'ils soient inaccessibles à notre investigation? Non, certainement; car les conditions doivent être à peu près analogues à celles que nous avons remplies pour les spécifiques déjà connus. Leur appréciation peut être longue et difficile; mais l'obscurité ne saurait impliquer l'impossibilité. Pendant deux mille ans, les propriétés, pour ainsi dire merveilleuses, de la vaccine, ne sont-elles pas restées stériles pour nous? Et cependant, que fallait-il pour les révéler? la simple inoculation du virus vaccin. La recherche des conditions propres à favoriser l'action spécifique des remèdes, voilà donc le but essentiel du vrai médecin. Une vertu spécifique, j'en ai le pressentiment, existe dans un grand nombre d'agents thérapeutiques : c'est à nous à la découvrir, et à faire connaître ses lois. Ne nous décourageons pas, si les obstacles sont nombreux et nos succès lents et difficiles : l'esprit humain n'est point soumis à une marche régulière et uniforme, et s'il a fallu vingt siècles de recherches pour trouver la spécificité de quelques médicaments, n'a-t-il pas suffi de deux cents ans pour nous procurer presque toutes nos richesses pharmaceutiques? Depuis Copernic et Galilée, les progrès de l'astronomie ne surpassent-ils pas infiniment ceux que cette science avait faits depuis la création du monde? L'imprimerie, la boussole, la vapeur, qui ont changé l'univers, ne sont-elles pas nées d'hier? Après la révélation des propriétés vraiment spécifiques de la vaccine, du mercure, du quinquina, etc., que ne nous est-il pas permis d'espérer? L'existence d'un seul spécifique n'en fait-elle pas nécessairement supposer d'autres?

Je sais que des médecins d'un grand mérite ont nié la spécificité, et qu'il est peut-être téméraire à moi de m'élever contre l'autorité d'hommes placés, par leurs travaux, au premier rang dans la science. Aussi, en osant attaquer leurs opinions, n'ai-je point la prétention de jeter le blâme sur l'ensemble de leurs doctrines : je me borne à combattre quelques-uns des principes que le temps ne leur a peut-être pas permis d'examiner assez attentivement, et qui, trop généralement exprimés, peuvent conduire à l'erreur. La vie est si courte, comparée à l'étendue des sciences médicales! Tout ce que peut l'intelligence d'un seul homme, c'est d'en éclairer plus ou moins quelques parties. Nous devons imiter ces voyageurs qui demandent à d'autres des renseignements sur les pays qu'ils n'ont pu parcourir. Loin de moi la pensée de vouloir affaiblir le mérite de ces auteurs, auxquels la science est redevable de tant de travaux utiles. D'ailleurs, je déplore trop sincèrement le caractère que prennent quelquefois les discussions scientifiques parmi les médecins, pour ne pas chercher à les éviter. Loin de porter l'empreinte du calme et de la modération, elles n'aboutissent fréquemment qu'à des argumentations stériles. Trop souvent aussi les questions de principes dégénèrent en questions de personnes, et n'ont alors pour résultat que la déconsidération de notre art. Quand donc comprendrons-nous que toutes les intelligences sont sœurs? Semblables à ces rayons épars qu'on rassemble pour obtenir une clarté brillante, elles ont besoin de se réunir pour jeter sur le domaine entier de la science une lumière vive et féconde.

Il n'y a pas de spécifiques, disent ces auteurs, parce que les médicaments appelés ainsi ne s'adressent qu'à des symptômes, pouvant être dus à des causes bien différentes. Ainsi, par exemple, il ne saurait y avoir d'antispasmodiques, parce que le mouvement des muscles peut être produit par la présence des vers intestinaux, par la pléthore, etc. Mais ce raisonnement est-il sans réplique? autorise-t-il à conclure à la non-existence de la spécificité? Examinons.

Et d'abord, sur quels faits basent-ils leur proposition? Sur des cas rares, exceptionnels, et formant à peine la centième partie des maladies convulsives. Ce sont donc des exceptions qui servent à établir leur règle, et à détruire une loi fondée sur la plus grande généralité des faits. Les mouvements spasmodiques développés sous l'influence d'agents mécaniques ne sont-ils pas infiniment moins nombreux que ceux qui sont dus à des causes jusqu'ici inaccessibles à notre intelligence? D'un autre côté, les convulsions qui accompagnent quelquefois la présence d'un corps étranger dans nos organes constituent-elles des affections semblables à ces maladies nerveuses, ayant pour caractère invariable les mouvements spasmodiques? Non; car ils présentent autant de différence qu'on en remarque entre les fièvres intermittentes et ces affections *irrégulièrement* périodiques, qui peuvent bien sans doute simuler les premières, mais dont la nature ne saurait être considérée comme identique. Et de même que le quinquina restera souvent impuissant pour combattre les dernières, de même aussi les médicaments efficaces, dans les maladies purement nerveuses, seront sans action dans celles qui sont dues à un agent mécanique. Ne serait-ce pas dès lors méconnaître les véritables propriétés d'un remède, que de le juger d'après l'abus qu'on en fait, et d'après son insuccès dans des maladies pour lesquelles il n'est point réellement indiqué? On doit sans doute déplorer le mauvais emploi des médicaments, et blâmer la tendance dangereuse de certains esprits à étendre le pouvoir du même remède à toutes les maladies qui présentent entre elles quelque ressemblance. C'est là une croyance funeste, et qui conduirait aux plus fâcheuses conséquences. Elle nous ramènerait forcément à ces panacées universelles, qui ne prouvent que l'ignorance des temps où elles ont été préconisées. Cette prétention d'appliquer le même moyen à des cas très-différents a été aussi l'une des causes principales du discrédit dans lequel sont tombés les médicaments les plus héroïques. Mais l'esprit sage et éclairé ne doit-il pas toujours distinguer l'usage de l'abus?

Les conséquences fâcheuses du mauvais emploi des médicaments ne sauraient donc autoriser à nier la spécificité? Loin de la combattre, ils confirment, au contraire, son existence. En effet, s'il était possible d'admettre, par exemple, que le camphre fût propre à guérir toute espèce d'affection spasmodique, ne serait-ce pas étendre son action d'une manière indéfinie, et lui prêter des propriétés très-différentes, ce qui serait contraire à ce qu'indique le mot même de spécificité? Dès l'instant qu'il est reconnu que le spasme est un symptôme commun à plusieurs maladies, comment pourrait-on, sans tomber dans l'erreur la plus grossière, reconnaître, d'une manière absolue, une classe de médicaments antispasmodiques? Cette supposition serait antilogique, et je ne sache pas qu'aucun médecin éclairé ait jamais admis les antispasmodiques dans ce sens : je n'en voudrais pour preuve que la distinction établie par tous les grands praticiens. Ainsi, par exemple, Sydenham, quoique très-réservé sur l'emploi des remèdes, admet des antispasmodiques; mais il sait les distinguer, et il ne lui est jamais arrivé d'employer l'éther, le camphre, l'eau de laurier-cerise, etc., pour remplir les mêmes indications.

Je terminerai ces réflexions par un exemple qui déterminera le sens dans lequel j'entends le mot spécifique. Mille enfants sont atteints de convulsions: le médecin reconnaît qu'elles sont dues à la présence de vers dans le canal intestinal, et recourt aux anthelminthiques, qu'il emploie avec les précautions convenables, et en leur faisant subir toutes les modifications que réclament l'âge, les dispositions des malades, la nature des vers, etc. Quel sera, dans ce cas, le succès de la médication? Pour quiconque s'est occupé du traitement de ces annélides, il est impossible de ne pas reconnaître que tous ou presque tous les enfants guériront. Supposez, au contraire, que le médecin, dans le même nombre de cas semblables, ait employé sans *discernement* les antispasmodiques, l'issue du traitement ne devra-t-elle pas alors être mauvaise? Admettez enfin que, soit par des craintes exagérées sur l'action irritante des médicaments, soit par ignorance de leurs véritables propriétés, le médecin se borne, dans des circonstances analogues, à employer des moyens doux, et sans aucune vertu particulière contre les vers, qu'arrivera-t-il? Tous les enfants resteront avec leurs convulsions, puisqu'on n'aura rien fait pour en combattre la cause. On peut conclure de là que la spécificité existe, puisque les anthelminthiques ont pu seuls guérir les convulsions, contre lesquelles auraient échoué tous les autres médicaments. Cet exemple prouve en outre que pour obtenir un effet spécifique, il faut que les maladies soient dues à des causes semblables, et que l'existence des mêmes symptômes dans plusieurs maladies n'autorise pas à admettre l'identité de celles-ci : il démontre, enfin, toute l'importance du diagnostic, pour arriver à une grande précision thérapeutique.

Cette manière de considérer la spécificité me paraît recevoir une imposante sanction du passage suivant, que j'extrais de la *Thérapeutique* de M. Giacomini. Cet ouvrage, plein de vues ingénieuses et d'aperçus remarquables sur l'action des médicaments, doit être lu et médité par tous ceux qui veulent comprendre toute l'utilité de cette partie de l'art de guérir. « L'action pharmaceutique de chaque remède, dit cet auteur, est une, toujours la même, quelque différents que ses effets puissent être en apparence dans les divers cas où on l'applique. Cette action est non-seulement constante, mais encore primitive, intrinsèque à la substance, et doit être distinguée des modifications qu'elle peut subir par des circonstances étrangères au médicament, et propres à l'individu, modifications qu'elle peut éprouver au moment de son apparition, et qui donnent lieu à des effets secondaires variables. » N'est-ce pas là reconnaître à chaque médicament une action propre, essentielle? N'est-ce pas admettre une propriété réellement spécifique? Pourquoi donc cet auteur nie-t-il ailleurs la spécificité? Quel sens pourrait-il alors donner à ce mot, si ce que je viens de transcrire n'indique pas cette vertu de la manière la plus absolue? Sans doute que M. Giacomini n'envisage point l'action des remèdes du même point de vue que moi, puisqu'il regarde cette action comme ayant constamment lieu sur les solides. Cette opinion est la conséquence de ses idées sur la nature des maladies, qu'il fait toujours consister dans une altération primitive des solides. Mais sans m'arrêter à discuter la valeur des bases sur lesquelles repose cette doctrine, je ferai néanmoins remarquer combien ce sujet est encore enveloppé de mystères, et combien une classification des médicaments, fondée sur des données aussi incertaines, doit être arbitraire et incomplète. En effet, qui est-ce qui prouve que le sang ne peut être altéré primitivement et indépendamment des solides? Dira-t-on qu'il n'est point organisé? Où est la preuve de cette assertion? Bien longtemps avant que ce fluide ait pénétré dans les tissus, ne contient-il pas une matière organisée, la fibrine? Et qui peut dire où commence le travail de cette organisation? Au milieu de toutes ces obscurités, un fait suffit pour fixer les opinions : le sang est doué de la vie (c'est ce que personne ne nie), et tout ce qui vit est susceptible d'altération.

Maintenant, comment comprendrons-nous jamais qu'il n'y ait dans l'organisme que des liquides et des solides sans une force qui les unisse et leur donne la vie? C'est impossible, et il faut, de nécessité absolue, admettre une puissance quelconque, en vertu de laquelle la matière est organisée et la vie entretenue. Or, quelle est cette force? quelles sont et sa nature et son influence sur les liquides et sur les solides? N'est-ce pas elle qui est primitivement altérée dans les maladies? Comment pourrait-il en être autrement, puisque sans elle les solides et les liquides ne sont que de la matière, et que celle-ci n'est susceptible d'aucune altération? C'est là du moins ce que me semble indiquer le raisonnement? Les solides, en effet, sont-ils autre chose qu'une matière formée par le sang? Sous l'influence de quel principe un liquide pourrait-il donner naissance à un corps de nature différente? Voilà toutes les questions qu'il faudrait pouvoir résoudre pour être autorisé à penser que les solides sont seuls malades, et que seuls ils reçoivent l'action des médicaments.

Revenons à la distinction établie par M. Giacomini, sur les deux propriétés des médicaments. En vertu de la propriété physico-mécanique, dit-il, ils agissent localement, et leur action cesse en même temps que leur application. C'est là une action de molécule à molécule; c'est aussi la seule que possède la matière. L'autre, qu'il appelle *dynamique*, n'a pas de limites, et peut agir instantanément sur toute l'économie. Comment, si cette force n'opérait que sur les solides, pourrait-elle alors produire des phénomènes si prompts et si généraux? Nous avons reconnu que les solides ne pouvaient avoir, par leur nature, que des propriétés de contact. Cette puissance des médicaments est-elle inhérente à la matière, ou bien le résultat d'une force particulière résidant dans les combinaisons des particules hétérogènes? Dans le premier cas, comment expliquer son mode d'action, si différent de celui de la force physico-mécanique? Si, au contraire, elle est étrangère à la matière, comment a-t-elle de l'action sur elle? et pourquoi n'agirait-elle pas aussi bien sur les molécules des liquides que sur celles des solides? Qui établit la différence entre ces derniers et le sang, par exemple? Questions immenses, et dont l'insolubilité ne permettra jamais de se prononcer d'une manière absolue sur l'action des médicaments : *desiderata* qui s'opposeront constamment à toute espèce d'idée exacte de leurs propriétés thérapeutiques, et qui rendront impossible toute espèce de classification.

Ces questions, quoique nombreuses et d'une recherche difficile, ne seraient cependant pas les seules à résoudre. Il faudrait comprendre encore la nature des maladies; quels changements elles produisent dans l'organisation ; comment elles agissent, et sur quelles parties. Il faudrait savoir ensuite si l'altération des solides est primitive ou secondaire, si la cause des maladies est la même dans tous les cas, et si les différences qu'elles présentent sont dues à la variabilité des causes, ou bien à la diversité des conditions dans lesquelles elles ont agi. Il serait nécessaire, enfin, de connaître la valeur de toutes ces différences et leur influence sur l'action des médicaments. Mais n'est-ce pas là un problème dont les données sont extrêmement nombreuses, et complétement inaccessibles à nos moyens d'investigation? Il y aurait présomption à prétendre en trouver la solution dans l'appréciation de quelques phénomènes particuliers, seuls caractères que nos sens puissent saisir.

Ai-je fait connaître toutes ces difficultés pour déprécier la médecine et montrer son impuissance? Ai-je ainsi parlé pour jeter le découragement dans l'esprit de ceux qui n'ont pas encore entrevu l'étendue immense de ses régions inexplorées? Non, sans doute; je connais toutes les ressources que l'art de guérir peut offrir aux fidèles interprètes de ses dogmes fondamentaux. J'ai dit plus d'une fois combien la médecine est grande aux yeux de celui qui comprend bien toute l'étendue de sa mission : j'ai répété enfin que notre art est le plus difficile, et celui qui réclame le plus de connaissances et de qualités morales et intellectuelles. J'ai donc voulu seulement prémunir contre l'entraînement de certaines théories séduisantes, qui nous détournent de la voie longue et difficile de l'observation, pour nous arrêter dans celle de l'erreur et des illusions. Semblables à ces voyageurs qui, abandonnant leur route, perdent en admiration un temps suffisant pour les conduire au terme de leur voyage; heureux encore quand ils n'éprouvent qu'un retard, et que leur vie ne se passe pas tout entière ensevelie sous le charme trompeur de fausses apparences!

Voyons maintenant quelles sont les sources auxquelles nous pouvons puiser pour constater l'efficacité des médicaments. Sans m'arrêter à signaler tous les moyens auxquels eurent recours les anciens, je me bornerai à dire quelques mots des principaux, et j'examinerai ensuite ceux qui ont joué le plus grand rôle dans ces derniers temps. L'instinct des animaux fut longtemps consulté, et servit de guide aux premiers médecins. Pline rapporte que l'hippopotame leur apprit la saignée; l'hirondelle et l'épervier, l'art de guérir les maladies d'yeux avec le suc du hiéracium. Le chien les mit sur la voie des purgatifs, et l'ibis leur enseigna les propriétés de l'émétique. A. Paré lui-même raconte que nous devons la connaissance de l'opération de la cataracte à une chèvre atteinte de cette maladie: s'étant un jour frappée contre une haie, une épine lui entra dans l'œil, et, en se débattant, l'animal abaissa la cataracte.

La ressemblance des substances avec certaines dispositions d'organes malades servit de point de départ pour l'emploi de plusieurs médicaments. Ainsi, la pulmonaire fut considérée comme salutaire dans la phthisie, à cause des taches de ses feuilles, qui simulent jusqu'à un certain point les ulcères de quelques poumons tuberculeux. La couleur jaune de la courge, de la rhubarbe, de la carotte, etc., les fit conseiller dans les affections du foie. L'usage du polytric dans la calvitie, etc., fut motivé sur la grande quantité de racines que possède cette plante. Je crois inutile de faire ressortir toute la fragilité des bases sur lesquelles reposent ces méthodes d'investigation. Quelques médicaments se trouvèrent par hasard doués de propriétés avantageuses contre les maladies dans lesquelles on les employa ; mais ils furent en très-petit nombre, et il est impossible de s'autoriser de quelques cas exceptionnels pour défendre ces méthodes, car ce serait réduire la médecine à l'empirisme le plus grossier.

Plus tard, on voulut juger des propriétés des médicaments par l'odeur et la saveur ; mais cette voie est extrêmement infidèle, et ne saurait conduire à aucune donnée positive. Non-seulement ces deux sens ne peuvent point indiquer les vertus curatives des remèdes ; mais ils sont encore impuissants pour établir les différences réelles qui existent entre leurs propriétés. Ainsi, par exemple, la coloquinte, l'angusture, l'opium, le quinquina, la scille, etc., ont tous une saveur amère, et cependant, combien peu d'analogie entre leur mode d'action ! D'un autre côté, le tartre stibié, l'arsenic, la belladone, le deutochlorure de mercure, etc., n'ont point d'odeur, quoique leurs vertus soient extrêmement actives !...

La chimie, qui, déjà du temps de Sylvius, avait acquis une très-grande importance, devint dans le siècle dernier la base unique sur laquelle on crut pouvoir fonder toute la thérapeutique. Cette science a certainement rendu de grands services à l'art de guérir, ses progrès immenses permettent d'en espérer peut-être de plus grands encore. Au moyen de l'analyse, elle est parvenue à séparer les parties actives des médicaments, et sous ce rapport, elle en a simplifié l'emploi d'une manière très-avantageuse. Mais l'importance de ces résultats ne saurait faire oublier les prétentions exagérées de certains médecins : ils ont cru pouvoir expliquer tous les phénomènes de la vie au moyen de la chimie, et ils ont voulu faire de cette science le fondement de toutes nos indications thérapeutiques. En assimilant les opérations du corps humain à celles de la chimie, ces auteurs n'ont pas compris combien leurs rapprochements étaient faux, et funestes dans leurs conséquences. Ils n'ont pas vu que c'était imprimer à l'art de guérir une direction exclusive, et, par conséquent, vicieuse. En effet, la chimie ne peut rien par elle-même, pour les progrès réels de la médecine pratique : elle doit toujours recevoir sa sanction de l'expérimentation clinique, qui est, en quelque sorte, le vérificateur de toutes nos données thérapeutiques. Son pouvoir est beaucoup plus restreint qu'on ne le pense communément. Que peut-elle, en effet, pour rendre raison de tout ce qui se passe dans l'être vivant? A-t-elle fait connaître le *quid ignotum*, dans lequel résident les vertus curatives des médicaments? A-t-elle dit pourquoi deux substances, en apparence semblables, jouissent néanmoins de propriétés absolument différentes; pourquoi le quinquina possède seul la vertu antipériodique, le mercure, celle de combattre la syphilis, etc.? A-t-elle fait connaître ces lois extraordinaires de composition, si puissantes pour modifier l'action des corps, et changer leur vertu thérapeutique? Arrachera-t-elle jamais le voile qui nous cache les phénomènes si profondément mystérieux de la digestion, et de toutes les autres fonctions de l'économie vivante? Déchirera-t-elle celui, plus épais encore, qui nous dérobe la cause des effets si incompréhensibles de la vaccine, du virus rabique, du virus syphilitique, etc.? Non; tous ces phénomènes tiennent à un principe qui n'est pas la matière, et que, par conséquent, la chimie ne parviendra jamais à saisir.

Ces réflexions sont d'une importance extrême, et leur application dans la médecine pratique est de tous les instants. Ainsi, par exemple, la chimie peut bien démontrer que, dans le rachitisme, il y a défaut de phosphate calcaire, sans nous dire si le phosphate de chaux, préparé dans les laboratoires, remédiera à cette maladie. Elle peut nous dévoiler la présence de l'acide prussique dans le sang; mais elle ne nous dira pas si cet acide peut être donné impunément. L'expérimentation clinique seule nous apprendra à reconnaître que, dans le premier cas, le défaut de phosphate de chaux ne nécessite point l'emploi de ce sel, puisqu'on en donnerait des quantités considérables sans détruire le mal. Elle nous dit aussi que la présence de l'acide prussique dans le sang ne permet pas d'en conclure l'innocuité de ce poison, puisqu'une très-faible dose peut être suivie des accidents les plus graves. C'est donc à l'expérimentation clinique qu'il faut recourir; c'est elle que nous devons prendre pour guide, en lui prêtant les lumières de notre raison, et en y joignant toutes celles qui brillent éparses dans le domaine immense des sciences médicales.

Mais quelles sont les conditions d'une bonne expérimentation? Trois grandes voies sont ouvertes à l'appréciation des faits thérapeutiques: les expériences, 1° sur les animaux; 2° sur l'homme dans l'état de santé; 3° enfin sur l'homme malade. Examinons rapidement quelle est la valeur de ces trois moyens d'investigation.

Dans ces derniers temps, les expériences sur les animaux se sont multipliées d'une manière vraiment extraordinaire. Il est peu de médecins qui ne s'y soient eux-mêmes livrés, et qui n'aient tenté d'arriver, par cette voie, à connaître l'action des médicaments. Ce genre d'expérimentation est avantageux, sans doute, et peut conduire à des données utiles; mais il me semble qu'on lui a accordé beaucoup trop d'importance, et qu'on ne remarque pas assez combien les médicaments agissent différemment sur les organes de l'animal sain, et sur ceux de l'homme malade. Les exemples suivants, que j'extrais de l'excellent ouvrage de M. Giacomini, et qu'on trouve dans Magnols, Sauvages, Delille, Wilmer, etc., prouvent combien l'organisation est puissante pour modifier l'action des substances suivant la diversité des organes.

Les chameaux mangent impunément les euphorbes les plus âcres et le *doronicum pardalianches*, qui font périr subitement les chiens : au dire de Fors-Kaohl, les scaphidies, les criocères, les érodies, etc., se nourrissent du jus si actif du manioc, et de celui des euphorbes. Le cheval périt, s'il fait usage du *lolium temulentum* et du *phellandrium aquaticum*, que le bœuf peut manger sans danger; mais ce dernier meurt s'il se nourrit du *cherophylum sylvestre* et du *sium latifolium*, qui n'ont sur le cheval aucun effet nuisible. L'*aconitum lycoctonum* est innocent pour le cheval et pour la chèvre, et mortel pour beaucoup de carnivores. Les baies de belladone et de daphné mézéréum font périr le chien, le loup, etc., et peuvent être prises sans inconvénient par plusieurs ruminants. Lucrèce avait déjà reconnu que la chèvre mange avec avidité le vératrum et la ciguë : elle supporte aussi des doses extrêmes de noix vomique. Le cochon n'est point incommodé par la racine de jusquiame. Les acarus, l'*erinaceus auritus*, mangent impunément les cantharides et les fromages âcres, si funestes à l'homme et à beaucoup d'animaux. Réaumur a observé qu'une once d'arsenic donnée à un ours ne faisait que le purger : un ourson de dix mois put prendre un gros de sublimé corrosif sans périr. Dans le *Recueil de dissertations* publié par Sauvages, on voit que le cochon supporte des quantités énormes de sulfure d'antimoine, et le mouton, de grandes doses de kermès minéral. Les gallinacés se nourrissent de graines extrêmement vénéneuses ; la poule avale de très grandes quantités de *lolium temulentum* et de noix vomique. Les perroquets meurent s'ils font usage du café, tantis que les corneilles et les moineaux peuvent en manger impunément. La perdrix prend sans danger les graines de laurier-cerise et celles de lierre ; le faisan, celles du *datura stramonium ;* la feuille d'ortie empoisonne les jeunes paons, et engraisse la poule d'Inde. L'étourneau mange la ciguë et le persil, qui tuent les autres oiseaux. Catesby et le père Dutertre ont vu des perroquets faire usage, sans inconvénient, des amandes si toxiques du *magnolia linguifolia* et de l'*hippomane mancinella*, qui corrodent les intestins des autres animaux.

Enfin, Virey rapporte l'histoire de la *clupea tryssa*, poisson des Antilles, qui n'est vénéneux pour l'homme que quand il se nourrit de méduses.

Ces observations, qu'on pourrait multiplier à l'infini, démontrent d'une manière frappante combien l'action des médicaments doit varier, suivant la diversité des organes et leurs différents états ; elles font aussi comprendre toute l'imprudence qu'il y aurait de conclure *a priori* de leur effet sur l'homme, d'après celui qu'ils produisent sur les animaux. Enfin, elles font ressortir toute l'importance de l'observation clinique, dont il est impossible de se passer, et qui doit toujours donner sa sanction à toute espèce d'expérience, pour que celle-ci soit valable.

Le second moyen d'investigation consiste à employer les médicaments sur l'homme dans l'état de santé. Mais cette voie, quoique plus avantageuse que la première, ne doit cependant pas être prise pour règle infaillible. En effet, l'action des médicaments est essentiellement différente chez l'homme sain, et chez l'homme malade. Les preuves de cette assertion sont nombreuses et fréquentes. Ainsi l'estomac, qui, dans l'état de santé, peut digérer des quantités énormes de substances lourdes et souvent très-irritantes, ne pourra pas même supporter un verre d'eau, lorsque la maladie sera venue changer ses dispositions physiologiques.

Dans d'autres circonstances, au contraire, les forces digestives de cet organe semblent multipliées, et, dans certaines maladies, telle femme qui peut facilement digérer les substances les plus dures et les moins assimilables, sera incommodée par les aliments les plus doux et les plus légers. Les mêmes différences s'observent pour les médicaments, et les maladies apportent, soit dans les dispositions organiques, soit dans les dispositions physiologiques, des changements dont il faut savoir tenir compte, si l'on veut faire un sage emploi des moyens thérapeutiques.

L'insuffisance de ces deux méthodes n'a pas été assez bien comprise, et il en est résulté des méprises graves, et de bien nombreux mécomptes. Cependant on n'aurait jamais dû oublier qu'elles sont impuissantes pour nous révéler la propriété curative des médicaments; car, pour qu'il y ait action ou guérison, il faut nécessairement qu'il y ait maladie. Or, dans les vivisections et dans les expériences sur l'homme sain, contre quoi dirige-t-on les remèdes? C'est le mal que l'on veut détruire, et il n'existe pas : peut-on combattre un ennemi qui n'est pas présent ?

L'observation clinique est la troisième voie au moyen de laquelle nous pouvons constater les propriétés des médicaments. Elle seule nous conduit à des règles sûres, et nous permet de nous prononcer sur la valeur thérapeutique des remèdes. Ainsi, par exemple, la chimie a démontré dans le quinquina la présence d'un principe amer, et, par conséquent, l'analogie de cette écorce avec le chêne, l'angusture, l'absinthe, etc. Les expériences sur l'homme et sur les animaux ont constaté sa propriété tonique; mais qui nous a révélé sa vertu véritablement curative, sa propriété antipériodique? L'expérimentation clinique seule.

Celle-ci, comme toutes les autres méthodes d'investigation, a ses conditions, ses règles, qu'on ne saurait enfreindre sans invalider son pouvoir, et sans rendre nulles, ou même dangereuses, les conséquences avantageuses qu'on peut toujours tirer d'une observation faite dans une direction convenable; enfin l'observation clinique profite des lumières qui lui sont fournies par toutes les autres sciences. Elle réclame, de la part du médecin, un jugement sain et un grand tact pour saisir les différents symptômes, et les juger d'après leur valeur réelle, et non d'après leur constance et leur intensité; car ces derniers caractères ne sont pas toujours en raison de la gravité des maladies.

HYGIÈNE.

La seconde classe des moyens que l'art emploie pour obtenir la guérison des maladies sont ceux que fournit l'hygiène. Je n'entrerai point ici dans le détail des nombreuses ressources offertes par cette partie de la médecine. Je ne rechercherai point non plus s'il est possible d'établir une ligne de démarcation réelle entre l'hygiène et la thérapeutique. Ce sont là des discussions tout à fait secondaires, et qui ne sauraient en rien éclairer la marche du vrai praticien. Je dirai seulement que le mode d'action des moyens hygiéniques est loin de nous être connu, et que la chimie est aussi impuissante à nous faire connaître la nature de l'alimentation, qu'à nous révéler les propriétés des médicaments. En effet, si la nutrition résultait exclusivement de l'absorption des molécules nutritives, comment les hommes et les animaux périraient-ils en faisant usage d'un seul aliment, dans lequel néanmoins se rencontrent beaucoup de particules alibiles? Comment certains herbivores acquéreraient-ils un volume et un embonpoint énormes en mangeant seulement de l'herbe, que la chimie regarde comme si pauvre en principes nutritifs, etc.? Mais laissons là toutes ces discussions, pour ne voir que l'influence de l'hygiène. C'est particulièrement dans le traitement des affections chroniques et nerveuses, que l'importance des préceptes hygiéniques se fait sentir davantage; car ce serait en vain que, dans la plupart des cas, on emploierait les médicaments les plus héroïques et les mieux indiqués : si l'on néglige certaines règles d'hygiène, ils resteront sans effet, et tous les efforts du médecin seront impuissants; une connaissance exacte de ces maladies pourra seule faire comprendre le pouvoir de ces moyens.

Non-seulement l'hygiène concourt à la guérison des maladies, mais elle contribue puissamment aussi à les prévenir. Je sais qu'on a nié de nos jours la médecine préservative; mais que n'a-t-on pas nié? Voyons donc ce qu'on doit entendre par ce mot, et essayons d'en préciser le sens. Prévenir signifie s'opposer à un résultat futur. Eh bien! je le demande, ne pouvons-nous pas souvent atteindre ce but en médecine? Oui, sans doute, car il nous est permis de prédire ce qui arrivera dans un grand nombre de circonstances, et nous avons les moyens de nous opposer aux effets prévus. Ainsi, par exemple, n'empêche-t-on pas le développement d'un rhume chez les personnes très-susceptibles, en leur conseillant de se tenir chaudement, d'éviter le froid et l'humidité des pieds, particulièrement à l'époque des variations brusques de l'atmosphère? Ne prévient-on pas la fièvre intermittente en donnant le quinquina peu de temps avant l'accès? Me fera-t-on cette objection déjà tant de fois répétée : ce que vous voulez empêcher ne viendra peut-être pas? Je répondrai qu'en effet, nous ne sommes jamais sûrs de l'avenir, et que les prévisions les mieux fondées peuvent être démenties. Mais la question n'est pas de fixer le degré de certitude de la médecine préservative : il suffit de savoir qu'une maladie se manifeste généralement sous l'influence de causes déterminées, pour que nous soyons autorisés à la prévenir. Or, n'est-il pas très-probable que la syphilis se développera après un commerce impur, la gale, après le contact de personnes affectées de cette maladie? Et combien le degré de probabilité n'augmentera-t-il pas si l'on tient compte des prédispositions héréditaires, tellement prononcées quelquefois, que le médecin attentif et éclairé peut prédire les maladies qui devront atteindre certaines personnes? L'apparition des scrofules, par exemple, n'est-elle pas à peu près certaine chez les enfants nés de parents scrofuleux, et vivant sous l'influence de toutes les causes qui peuvent favoriser le développement du tempérament lymphatique?

La médecine préservative existe donc; elle ressort évidemment de l'étiologie et du pronostic;

car, si l'on reconnaît des causes sous l'influence desquelles la maladie s'est manifestée, on explique un résultat auquel on pourra s'opposer dans d'autres circonstances semblables. Quand on porte un jugement sur l'issue d'une maladie, on préjuge un fait qui n'existe pas encore, et l'on établit ainsi la réalité de la médecine préservative. D'ailleurs, refuser cette puissance à l'art de guérir ne serait-ce pas rejeter la prudence, et réduire notre intelligence aux seules connaissances fournies par les sens?

C'est pour l'enfance que la médecine préservative est le plus nécessaire. Dans la période d'accroissement, son pouvoir est immense : il serait donc alors facile de modifier la constitution, et de lui faire subir les changements les plus importants. Combien ne préviendrait-on pas de maladies, si l'on s'occupait de bonne heure à effacer toutes ces prédispositions qui tendent si puissamment à imprimer une direction vicieuse à l'économie vivante, et à favoriser le développement de l'un de nos organes aux dépens des autres, prédominance toujours préjudiciable à la santé, et qui devient la cause des maladies, en détruisant l'équilibre dans les fonctions!

C'est dans l'étude approfondie des maladies, et dans l'appréciation de tous les agents modificateurs, que la médecine préservative trouvera ses véritables éléments de progrès. Les médecins de notre époque ont trop méconnu ses avantages : ils semblent avoir voulu jeter sur elle une défaveur aussi injuste que préjudiciable aux intérêts de l'humanité. Cette médecine a ses règles tout aussi fixes, mais plus précieuses que celles de la thérapeutique. Pourquoi donc mépriser et ensevelir dans l'oubli une science qui nous permet de prévenir si souvent des maux que la thérapeutique ne guérit quelquefois qu'avec de grandes difficultés ? M'objectera-t-on la résistance que l'on trouve si souvent auprès d'un grand nombre de personnes, les hommes, en général, ne connaissant le prix de la santé que lorsqu'ils l'ont perdue ? Je sais combien les conseils les plus sages et les plus désintéressés sont rarement écoutés ! Mais j'ose le demander, y a-t-il parmi les médecins cet accord et cette unanimité de sentiments nécessaires pour donner à l'art tout le poids qu'il devrait avoir ? Avons-nous assez travaillé à répandre parmi les sociétés ces utiles préceptes d'hygiène, au moyen desquels on peut prévenir beaucoup de maladies, et conserver une santé qui influe peut-être plus qu'on ne pense sur la perfection du moral ? Avons-nous fait enfin tout ce qui est possible pour les progrès de l'art admirable de prévenir les maladies, art si bien compris par celui qui inscrivit au frontispice de son ouvrage ces deux mots si sages et si profonds : *Principiis obsta* ?

Pour bien faire apprécier tout le pouvoir de la médecine préservative, j'aurais à prouver que les plus beaux triomphes de notre art s'obtiennent par son secours. Ainsi, le virus vaccin préserve de la variole, le quinquina s'oppose aux accès futurs de la fièvre intermittente, et ne peut rien contre celui qui existe déjà, le mercure prévient les accidents consécutifs de la syphilis, etc. Mais je ne puis dans cet ouvrage que faire pressentir toute l'importance de cette partie de l'art de guérir, et l'indiquer comme un champ trop peu cultivé, susceptible néanmoins d'une grande fécondité.

MÉDECINE MORALE.

Après avoir fait entrevoir toute la puissance de l'hygiène dans le traitement des maladies, et dans l'art de les prévenir, passons à la troisième série des moyens qui nous permettent d'en obtenir la guérison. Presque toujours trop négligée, la médecine morale a, depuis le triomphe du physiologisme, subi les mêmes vicissitudes que la thérapeutique. Cependant sa proscription est aussi injuste et aussi préjudiciable que celle des médicaments. Mais comment Broussais et ses sectateurs auraient-ils pu reconnaître l'influence du moral sur le physique, eux qui ont borné tous les phénomènes de l'homme aux mouvements organiques? J'avoue que la position de l'auteur du physiologisme ne lui a guère permis de faire une étude sérieuse du pouvoir de la médecine morale dans les maladies. Sans cesse au milieu des camps, environné d'hommes chez lesquels cette influence est très-peu manifeste, prévenu, d'un autre côté, contre tout ce qui pouvait contrarier ses idées de systématisation, Broussais a rejeté la médecine morale, d'après une observation incomplète, et faite dans une direction vicieuse. Qu'on pénètre bien, en effet, le sens de ses objections, et de celles des physiologistes, et l'on restera convaincu que leurs arguments sont essentiellement faux. Tous tendent à faire supposer que l'influence du moral doit être la même chez l'individu nerveux et le pléthorique, chez le paysan et l'habitant des villes, chez l'homme sain et l'homme malade, etc. Enfin les détracteurs de la médecine morale n'ont compris ni sa nature, ni son importance, et ils l'ont rejetée sans un examen suffisant.

Je regrette d'être obligé d'attaquer si souvent une doctrine qu'on a déjà réduite à sa véritable valeur. Mais ce n'est point, à proprement parler, le physiologisme que je combats, ce sont les conséquences qu'il a produites; c'est une espèce d'indifférence pour la thérapeutique, pour la médecine morale, et pour tout ce qui est au-dessus de notre intelligence. Nous sommes encore trop sous le coup de ce faux axiome d'Aristote, qu'on a fait revivre de nos jours : *Nihil est in intellectu quod non fuerit in sensu.* Cependant, il faut bien admettre d'autres vérités que celles qui nous sont révélées par les sens; car le mode d'action des médicaments, et celui du moral sur le physique, échapperont toujours à notre appréciation; et cependant, comment nier leur existence? Que les défenseurs des vrais principes ne se reposent donc pas, il leur reste à vaincre l'indifférentissime, cette résistance passive si difficile à surmonter.

Chercherai-je ici à démontrer l'existence de la médecine morale? Mais qui ne connaît l'influence des passions sur les phénomènes organiques? Qui n'a pas déploré les funestes conséquences de ces tristesses profondes, qui suffisent quelquefois à elles seules pour conduire l'homme à la tombe? Enfin qui n'a ressenti les troubles que produisent sur nous des passions violentes? Combien de fois même leur seule action n'a-t-elle pas déterminé la mort! Sophocle, Polycrate, Chilon de Lacédémone, Philipide, Léon X, Vésale, Fernel, Racine, Louvois, Louis de Bourbon, etc., n'ont-ils pas succombé à la suite de fortes impressions? Il serait donc bien inutile de chercher à prouver l'influence du moral sur le physique; les faits sont trop nombreux, et ils parlent plus haut que tous les raisonnements.

Pour bien comprendre toute l'importance de la médecine morale, il faudrait d'abord déterminer la nature des bases sur lesquelles elle doit reposer, et rechercher les nombreux éléments dont elle se compose. Il faudrait ensuite indiquer leur degré d'influence sur l'homme sain et sur l'homme malade, et les différences que peuvent apporter dans leur mode d'action le caractère du malade, ses mœurs, ses habitudes, et toutes les autres circonstances capables de les modifier. Il y aurait enfin à établir le pouvoir de chacun de ces éléments dans le traitement des maladies, et faire connaître la manière dont ils doivent être dirigés, pour seconder la thérapeutique. Ce sujet est d'une étendue immense; il embrasse l'étude longue et si importante de l'homme moral et de l'homme intellectuel, et la connaissance non moins difficile de l'influence qu'exercent nos passions et nos sentiments sur les fonctions de la vie. Je ne l'aborderai donc point dans ses détails; je me bornerai à constater le pouvoir de la médecine morale, en l'envisageant comme un moyen puissant de favoriser la cure de beaucoup de maladies physiques, et comme moyen presque exclusif d'obtenir la guérison d'un grand nombre d'affections qui n'ont rien d'organique.

L'influence du moral sur l'homme malade est incontestable, et chaque jour le médecin peut être témoin de l'action des impressions vives sur les affections organiques. Sans m'arrêter à rapporter les exemples qu'on rencontre partout dans les ouvrages de médecine, je citerai seulement un fait aussi concluant qu'il est honorable pour son auteur. Un négociant, après avoir éprouvé des pertes considérables, fut atteint d'une maladie grave qui mettait ses jours en danger. Bouvart, ayant reconnu la cause du mal, lui laisse la prescription suivante : *Bon pour trente mille francs, à prendre chez mon notaire.* Bientôt le désespoir fit place à l'espérance, qui ramena promptement la santé.

L'homme n'est pas sujet seulement aux nombreuses maladies qui attaquent l'organisme, et tendent sans cesse à altérer la santé et à compromettre l'existence ; il est encore exposé à toutes les souffrances de l'âme, véritables maladies d'autant plus cruelles qu'on les comprend moins, et qu'on ne daigne pas même s'occuper des moyens de les adoucir. Ces affections, toujours rares et faibles dans les sociétés naissantes, augmentent en proportion du progrès de la civilisation. Les grandes révolutions politiques, en opérant des changements subits dans les conditions sociales, doivent avoir une influence immense sur leur développement, auquel contribuent aussi, d'une manière plus ou moins puissante, les mœurs, les habitudes, la tendance des idées, la direction des intelligences, etc. Ces maladies, à leur tour, donnent naissance à un grand nombre de ces affections nerveuses, qui ont pris de nos jours un accroissement si déplorable; souvent celles-ci sont dues uniquement à des commotions morales assez vives pour ébranler continuellement le système nerveux, et finir par en troubler les fonctions.

De même que les affections de l'organisme, les maladies morales ont leur marche particulière, et leur période d'accroissement et de rémission. Elles affectent de préférence certaines personnes, et présentent des variétés pour ainsi dire infinies, dans leurs symptômes et dans leurs effets. Souvent elles se lient aux maladies du physique, et contribuent à développer ou à entretenir ces dernières. C'est dans l'étude des passions que le médecin doit chercher les moyens propres à les guérir. Mais si ces moyens présentent des caractères aussi variés que ceux que l'on observe dans les médicaments, si leurs effets peuvent être infiniment diversifiés, suivant les nombreuses conditions dans lesquelles ils agissent, il y a néanmoins une différence essentielle à établir. L'habitude, a dit Bichat, émousse le sentiment, et perfectionne le jugement. Ceci est vrai pour le physique, et faux pour le moral : oui, sans doute, l'habitude diminue l'impression que nous éprouvons en voyant souvent le même objet, en entendant un son, en goûtant un aliment, etc. : elle atténue aussi l'action des médicaments, et c'est là une des considérations les plus importantes pour la thérapeutique. Mais l'habitude émousse-t-elle les sentiments d'amitié, d'amour maternel, etc.? Affaiblit-elle la passion pour l'étude des sciences ou des arts, etc.? Le temps, au contraire, ne sert-il pas à développer tous ces sentiments, qui s'accroissent toujours en raison des années? N'est-ce pas pour cela aussi que la nostalgie est d'autant plus fréquente et plus intense que l'homme est plus avancé en âge? L'illustre Bichat et tous ceux qui partagent ses opinions n'envisagent donc qu'un côté de la question; voulant tout ramener aux sensations physiques, ils ne comprennent pas les conséquences fausses qui découlent d'une généralisation trop absolue, et, méconnaissant la véritable nature de l'homme, ils sont forcément conduits à nier l'existence de la médecine morale. Cette différence entre le moral et le physique de l'homme en établit nécessairement une entre les maladies morales et les maladies organiques, et entre les moyens propres à combattre ces deux classes d'affections. Le traitement des maladies morales est soumis à des règles tout aussi fixes que celles qui président à l'emploi des agents thérapeutiques. Mais que d'étude ne faut-il pas pour arriver à discerner toutes ces affections qui fuient le grand jour, et semblent craindre la lumière? Que de connaissance du cœur humain pour démêler toutes les contradictions des malades qui en sont atteints, et pour bien comprendre la nécessité de vaincre quelquefois certaines résistances plutôt apparentes que réelles! Que de tact, que de patience pour obtenir de ces malades une confiance sans laquelle tous les secours seraient impuissants! Que d'attention pour entretenir cette confiance chez des personnes que la maladie rend si susceptibles, et souvent si exigeantes! Un mouvement d'impatience, une parole indiscrète, suffisent pour rendre nuls tous les moyens, et pour paralyser tous nos efforts. Que de soins enfin pour cacher sa crainte au malade, et ne jamais lui laisser entrevoir la sentence que l'imagination vive du Dante inscrivit au seuil du séjour de la douleur : *Lasciate ogni speranza, voi ch'entrate!*

Mais si cette médecine est difficile, si elle réclame des soins incessants, combien le succès ne procure-t-il pas de joie et de satisfaction! Quel n'est pas le bonheur du médecin, lorsque, par ses conseils et sa persévérance, il est arrivé à arracher au désespoir un de ces êtres qui souffrent dans le silence, et ne supportent qu'avec peine une vie pleine de tristesse et d'ennui! Si une maladie organique est souvent douloureuse et pénible, au moins laisse-t-elle presque toujours l'espérance, lien puissant et doux qui nous rattache à la vie. Le malade souffre, sans doute, mais il entrevoit constamment un terme à ses maux, et l'avenir lui apparaît sous des couleurs d'autant plus riantes, que son état présent lui fait mieux comprendre le prix de la santé. Mais une affection morale est de tous les instants, elle attaque toutes les facultés de notre être, et celui qui en est atteint n'ose pas même porter ses regards dans l'avenir, pour y voir un terme à ses douleurs. Le spectacle d'une belle nature, les joies et les plaisirs de la société, le bonheur de la famille, tout lui est à charge, rien ne peut calmer ses souffrances. Il s'isole et cherche du calme dans la solitude : loin de l'y trouver, ses maux tendent à s'y aigrir davantage, et d'autant plus qu'il n'y entend pas même la voix consolante de l'amitié...

Envisagée de ce point de vue, la médecine morale est sublime : par elle, le médecin devient l'ami et le confident de ceux qui souffrent. C'est l'exercice bien entendu de cette partie de l'art de guérir qui valut particulièrement aux médecins de l'antiquité, ces titres honorables que les peuples reconnaissants accordèrent à Hippocrate, et à tous ceux qui surent comprendre, comme lui, toute l'étendue de nos devoirs, et la grandeur de notre mission.

CONCLUSION.

Mon but, dans cet ouvrage, a été particulièrement de faire cesser les préjugés qui règnent sur la nature des maladies chroniques, et sur celle des maladies nerveuses, préjugés qui s'opposent à l'emploi des moyens propres à les combattre. En attaquant les doctrines dominantes de notre époque, j'ai cherché à prémunir les esprits contre les conséquences funestes de tous ces systèmes *stérilisants,* qui, sous l'apparence d'une simplicité séduisante, cachent les principes les plus contraires aux progrès de la médecine. Si je me suis élevé avec force contre des idées reçues, c'est que j'ai l'intime conviction qu'elles tendent à retarder l'instant où il nous sera permis de rentrer franchement dans la féconde voie de l'observation raisonnée, dont nous nous sommes tant éloignés. En signalant les obstacles principaux qui s'opposent à l'avancement de la thérapeutique, j'ai voulu faire comprendre tout le pouvoir de cette partie de l'art de guérir, surtout dans le traitement des maladies chroniques et nerveuses. Je me suis efforcé de prouver que si elle est impuissante, c'est seulement entre les mains de ceux qui méconnaissent la valeur des nombreux agents dont elle se compose. En essayant de fixer les règles du traitement, je me suis attaché à démontrer que la maladie est un phénomène le plus souvent composé d'un grand nombre d'éléments : d'où j'ai conclu, je crois, avec quelque raison, que la médication constituait elle-même un problème compliqué, dont la solution, subordonnée à la détermination d'un plus ou moins grand nombre de conditions, réclamait presque toujours le concours simultané des moyens thérapeutiques, hygiéniques et moraux.

Ai-je montré toutes les sources d'indications thérapeutiques, et tout ce qui peut éclairer la marche du praticien, dans le traitement des maladies chroniques et nerveuses ? Non, assurément ; car il m'aurait fallu parler d'abord de toutes les circonstances au milieu desquelles se développent ces maladies, telles que l'air, le climat, le régime, les causes extérieures, les habitudes, le moral, le sexe, l'âge, la constitution, et les prédispositions naturelles ou acquises ; puis de toutes les conditions dans lesquelles se trouvent les individus atteints de ces affections. J'aurais eu encore à exposer la doctrine des crises et des révolutions, dont Bordeu a si admirablement signalé toute l'importance, et à démontrer la possibilité où nous sommes de changer les caractères mal déterminés de certaines maladies, pour les ramener à un type plus régulier, et les combattre ensuite plus avantageusement. Ce pouvoir de la médecine s'est révélé déjà plusieurs fois, particulièrement dans un cas d'épilepsie publié par Dumas, dans le tome 51 du *Journal général de médecine.* J'aurais dû parler des complications si fréquentes dans les maladies chroniques et nerveuses, et de leur influence extrême pour entraver le succès de la médication. Il eût été important aussi d'établir en quoi le traitement de ces deux grandes classes d'affections diffère de celui des maladies aiguës, et de rechercher dans leurs causes et dans leurs symptômes ce qui les distingue les unes des autres. Enfin, j'aurais eu à faire connaître les indications précieuses qu'on peut tirer de l'examen comparatif de leurs différents caractères. Mais toutes ces grandes et importantes questions ne sauraient être convenablement traitées que dans un ouvrage complet sur ces maladies.

Voulant seulement, dans ce mémoire, signaler les erreurs dans lesquelles sont beaucoup de médecins, et presque tous les malades, sur la nature des affections chroniques et nerveuses, je n'ai pas dû m'astreindre à une marche sévère. Je n'avais que des préjugés à détruire, et je les ai combattus partout où ils m'ont paru préjudiciables aux véritables progrès de l'art et au bonheur de l'humanité. Heureux, si je suis parvenu à montrer la fausse route dans laquelle nous nous sommes engagés, et plus heureux encore, si j'ai pu rendre quelque espérance à ceux qui souffrent sous l'impression d'idées décourageantes!

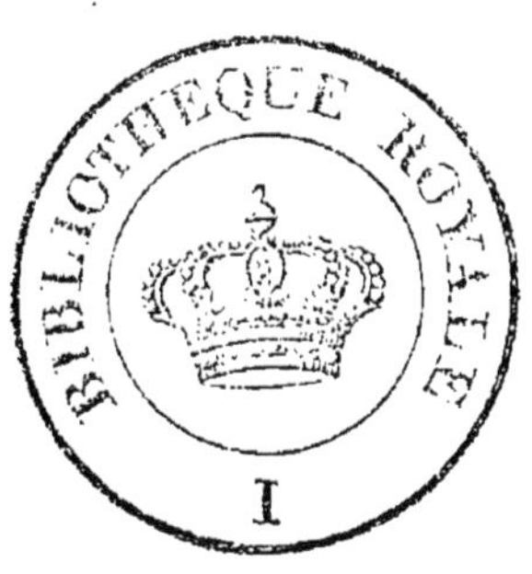

www.ingramcontent.com/pod-product-compliance
Ingram Content Group UK Ltd.
Pitfield, Milton Keynes, MK11 3LW, UK
UKHW022111190726
13855UKWH00002B/788